Diccionario de la diabetes

2da edición

Lo que toda persona
con diabetes
debe sabe[illegible]

As[illegible]
Ame[illegible]a
de la Di[illegible]betes

Autor/editor general, Greg Guthrie; *director, publicación de libros,* Abe Ogden; *editor de adquisiciones,* Victor Van Beuren; *gerente de producción, composición y diseño de portada,* Melissa Sprott; *editorial,* Versa Press.

No habría sido posible publicar la segunda edición del Diccionario de la diabetes sin la investigación y redacción de Jessica Engel. La Dra. Sue Kirkman, MD, ofreció valiosa ayuda en la revisión y análisis de esta edición. La Dra. Jane Chiang, MD, realizó un análisis interno para asegurar que el contenido siga las directrices de la Asociación Americana de la Diabetes.

Impreso en los Estados Unidos de Norteamérica
1 3 5 7 9 10 8 6 4 2

♾ El papel de esta publicación cumple con los requisitos del Standard Z39.48-1992 de ANSI (permanencia del papel).

Es posible comprar las publicaciones de la Asociación Americana de la Diabetes para fines comerciales o promocionales, o para ventas especiales. Para comprar más de 50 copias de este libro con descuento o para ediciones especiales de este libro con su logotipo, comuníquese con la Asociación Americana de la Diabetes usando la dirección de abajo o mailto:booksales@diabetes.org.

American Diabetes Association
1701 North Beauregard Street
Alexandria, Virginia 22311

DOI: 10.2337/9781580406222

Library of Congress Cataloging-in-Publication Data

Diabetes dictionary. Spanish
Diccionario de la diabetes : lo que toda persona con diabetes debe saber. -- 2da. edición.
pages cm
Includes index.
ISBN 978-1-58040-622-2 (alk. paper)
1. Diabetes--Dictionaries. I. Title.
RC660.D44518 2015
616.4'62003--dc23

2015030793

ÍNDICE

POR QUÉ ESCRIBIMOS ESTE LIBRO

Incluso personas de gran fortaleza con frecuencia se sienten abrumadas con las inquietudes y dificultades cotidianas de la diabetes. De por sí, es difícil vencer los sentimientos iniciales que afloran con un diagnóstico de diabetes y, al mismo tiempo, prestar atención a los síntomas e indicios sutiles que el cuerpo manifiesta. ¿Cómo me cuido? ¿Tengo la glucosa baja? ¿Está demasiado alta? Es una carga enorme. Encima, al parecer, los expertos en diabetes y quienes cuidan a las personas con diabetes con frecuencia manejan y hablan un idioma totalmente diferente.

De muchas maneras, pensar en la diabetes a veces parecerá como ir de viaje al extranjero. Todos hablan otro idioma y operan bajo reglas que usted desconoce. Sin embargo, cuando llega a dominar el idioma y las costumbres, comienza a comprender por qué la gente hace las cosas de cierta manera. Todo comienza a tener sentido.

Ese es el motivo de este libro. Queremos que usted comprenda el idioma del mundo de la diabetes.

Cuando lea un reportaje en el periódico, note un artículo en una revista, vea el noticiero de la noche o encuentre información en Internet sobre la diabetes, probablemente lea y oiga muchas palabras, términos y frases que no comprende. Si lee estudios científicos recientes sobre la diabetes, verá incluso más palabras desconocidas. Es probable que encuentre muchas palabras que nunca ha visto ni oído. Con este libro, nos proponemos darle definiciones claras y sensatas de muchas palabras comunes en el diálogo sobre la diabetes.

El objetivo de la Asociación Americana de la Diabetes es ofrecerle los recursos que necesita para que, en el futuro cercano, el cuidado propio sea una realidad y usted logre cuidar su diabetes de la manera adecuada. Los conocimientos son uno de esos recursos y, con este diccionario, comenzará a comprender qué es la diabetes, cómo funciona, por qué se presenta y cómo cuidarla.

CÓMO USAR ESTE LIBRO

CONSEJOS GENERALES

Se ha compilado este diccionario como muchos otros que usted quizá haya usado durante su vida. Las palabras están organizadas alfabéticamente. Las pestañas sombreadas en el margen exterior de las páginas indican la letra con que comienzan las palabras que se definen en esas páginas. Eso permite que las busque de manera más rápida y precisa.

En muchos casos, notará que los términos específicos que se usan en las definiciones se definen también en otras partes del libro. P. ej., la definición de *alfatocoferol* usa el término *antioxidante*, que es una palabra que se define en este diccionario.

PALABRAS GUÍA

Al inicio de cada página de definiciones, encontrará la palabra guía, algo común en todos los diccionarios. En la página izquierda, la palabra guía es la primera que se define completamente en esa página. En la página derecha, la palabra guía identificará la última palabra que se comienza a definir en esa página. Si las usa, podrá encontrar rápidamente la palabra que busca.

LISTA DE SIGLAS COMUNES

En inglés, con frecuencia se usan siglas en vez de términos concretos en las conversaciones sobre la diabetes.

Las siglas se forman combinando la primera letra de una serie de palabras sucesivamente (p. ej., ARB para *angiotensin receptor blocker* o bloqueadores de receptores de angiotensina). El uso de siglas es menos común en español. Ya que a menudo los hispanohablantes en Estados Unidos usan siglas en inglés al hablar sobre asuntos médicos, estas se incluyen al final de algunas definiciones. Además, al final del diccionario se ofrecen siglas comunes en inglés, la frase correspondiente en inglés y su definición en español. Simplemente busque las siglas para encontrar la frase completa en inglés y el equivalente en español.

A

acantosis nigricans: enfermedad de la piel caracterizada por áreas oscuras y aterciopeladas de la piel, que aparecen con frecuencia en la nuca. Es común cuando el organismo no está respondiendo debidamente a la insulina que produce el páncreas (resistencia a la insulina). Esta enfermedad de la piel también se ve en personas con prediabetes o diabetes tipo 2.

acarbosa: medicamento oral para la diabetes del tipo llamado inhibidores de alfaglucosidasa; usado en el tratamiento de personas con diabetes tipo 2 para bloquear las enzimas que digieren los almidones (carbohidratos) en los alimentos. Marca: Precose.

acesulfamo de potasio: endulzante con pocas calorías y sin valor nutricional. Marcas: Sunett, Sweet Onet. Sinónimo: acesulfamo K.

ácido desoxirribonucleico: molécula dentro del núcleo de las células que contiene la información genética y la trasmite de una generación a otra; el elemento básico de la herencia y los genes. Abrev.: DNA.

ácido graso omega 3: grasa poliinsaturada que se encuentra principalmente en el pescado graso, como el salmón silvestre, arenque, atún y anchoveta; también se encuentra en el aceite de linaza; tiene efectos antiinflamatorios y puede ser bueno para la salud del corazón. También se escribe como ácido graso ω 3.

ácido graso trans: grasa que se produce cuando una grasa líquida (aceite) se hace sólida por medio de un proceso químico llamado hidrogenación; se encuentra en alimentos como margarina, manteca y productos de repostería (p. ej., galletas dulces y saladas, bizcochitos y cereales); comer una gran cantidad de ácidos grasos trans puede elevar el colesterol LDL y aumentar así el riesgo de enfermedades del corazón. La Dirección de Alimentos y Medicamentos de Estados Unidos (U.S. Food and Drug Administration) requiere que los ácidos grasos trans se mencionen en la etiqueta de Datos Nutricionales de todos los alimentos. Algunos estados y ciudades en los Estados Unidos también han prohibido que los restaurantes sirvan alimentos que contienen ácidos grasos trans. Sinónimo: grasa trans.

acidosis láctica: trastorno grave y posiblemente fatal causado por la acumulación de ácido láctico en el organismo, que se produce cuando las células queman glucosa como fuente de energía sin suficiente oxígeno; los síntomas son respiración profunda y rápida, vómitos y dolor abdominal; la puede causar la cetoacidosis diabética, alguna enfermedad del hígado o riñones, o algún medicamento.

actividad física: cualquier tipo de ejercicio o movimiento, como caminar, correr, hacer deporte y realizar actividades cotidianas, como jardinería, pasear al perro, limpiar y hacer mandados. Los adultos deben tratar de hacer por lo menos 30 minutos de actividad física moderada (cualquier actividad que requiere aproximadamente la misma energía que caminar a paso rápido) por lo menos cinco días por semana.

advantame: endulzante artificial con pocas calorías y sin valor nutricional. Es 20,000 veces más dulce que el azúcar de mesa.

agente hipoglucémico oral: medicamento que se toma por la boca para el tratamiento de un alto nivel de glucosa en la sangre; por lo general, se receta para el tratamiento de la diabetes tipo 2. Este medicamento incluye varios tipos, como inhibidores de alfaglucosidasa, biguanidas, derivados de d-fenilalanina, meglitinidas, sulfonilureas, tiazolidinedionas, inhibidores de DPP4 e inhibidores de SGLT2.

agentes antisicóticos atípicos: tipo de medicamentos usados en el tratamiento de la esquizofrenia y otras enfermedades mentales, asociado con un mayor riesgo de diabetes tipo 2.

agudo: algo que sucede de repente y por tiempo breve; con frecuencia acompañado por un incremento marcado en la severidad. Antónimo: crónico.

albiglutida: agonista del péptido tipo 1 análogo al glucagón (GLP-1 por su sigla en inglés), inyectable. Usado para mejorar el control de la glucosa en adultos con diabetes tipo 2. Marca: Tanzeum.

albúmina: proteína que produce el hígado y que se encuentra en los tejidos y la sangre humana. Una cantidad elevada en la orina puede ser indicio de daño inicial en los riñones por la diabetes.

albuminuria: trastorno en que la cantidad de albúmina es superior a la normal en la orina; con frecuencia es un indicio inicial de nefropatía diabética (enfermedad de los riñones).

alcohol de azúcar: endulzante que produce un incremento menor de la glucosa en la sangre que otros carbohidratos; contiene aproximadamente 2 calorías por gramo; incluye eritritol, isomaltitol, lactitol, maltitol, manitol, sorbitol y xilitol. También conocidos como polialcoholes.

alfatocoferol: tipo de vitamina E biológicamente activa con potente capacidad antioxidante. También se le llama α-tocoferol.

alitame: endulzante artificial con pocas calorías hecho con los aminoácidos alanina y ácido aspártico. Es 2,000 veces más dulce que el azúcar de mesa y tiene menos calorías. No tiene valor nutricional. Todavía no ha recibido aprobación en los Estados Unidos. Marca: Aclame.

almidón: uno de los tres tipos principales de carbohidratos; las fuentes alimentarias incluyen menestras, lentejas, granos, panes y vegetales con almidón (como arvejas, papas y maíz). Sinónimo: carbohidrato complejo.

alogliptina: agente hipoglucemiante oral usado en el tratamiento de diabetes tipo 2, del tipo de medicamentos llamados inhibidores de dipeptidil peptidasa 4. Marca: Nesina.

alteración de la glucosa en ayunas: trastorno en que el nivel de glucosa en la sangre es más alto de lo normal pero no suficientemente alto como para un diagnóstico de diabetes, según lo indicado en la prueba de glucosa en plasma en ayunas, que se hace después de 8–12 horas de ayuno. Las personas con alteración de la glucosa en ayunas tienen un riesgo más alto de tener diabetes tipo 2. También se denomina prediabetes. Abrev.: IFG.

alteración de la tolerancia a la glucosa: trastorno en que el nivel de glucosa en la sangre es más alto de lo normal, pero no suficientemente alto como para un diagnóstico de diabetes, según lo indicado en la prueba oral de tolerancia a la glucosa. Las personas con alteración de la tolerancia a la glucosa tienen un riesgo más alto de tener diabetes tipo 2. También se denomina prediabetes, diabetes limítrofe (en desuso), diabetes subclínica (en desuso), diabetes química (en desuso) y diabetes latente (en desuso). Abrev.: IGT.

amilina: hormona que producen las células beta en el páncreas; reduce la velocidad en que el estómago se vacía y así regula el momento de la secreción de glucosa en el flujo sanguíneo después de comer.

aminoácido: elemento básico de las proteínas, las cuales usualmente contienen 20 aminoácidos diferentes.

amiotrofia: tipo de neuropatía que produce dolor o debilidad muscular, o pérdida de la masa muscular.

amputación: la extirpación con cirugía de una o más extremidades (p. ej., una pierna) o dedos de los pies o manos.

análogo: compuesto orgánico que tiene una estructura y función similar a otro compuesto orgánico. Ej.: análogo de insulina, análogo de amilina y análogo de GLP-1.

análogo de insulina: tipo de insulina modificada genéticamente que se deriva de la molécula de insulina humana. Los análogos actúan de la misma manera que la insulina que produce el organismo, con ciertas diferencias beneficiosas para las personas con diabetes, como picos más breves o prolongados, duración más breve o prolongada, mayor pureza y menor riesgo de reacciones alérgicas. Se crearon los análogos para que sirvan como insulina basal o bolos de insulina.

anemia: trastorno en que el número de glóbulos rojos es menor de lo normal, lo que hace que llegue menos oxígeno a las células del cuerpo.

angina: dolor de pecho que se produce debido a menor circulación de la sangre al corazón (isquemia), a menudo debido a enfermedades cardiovasculares. Sinónimo: angina pectoris.

angiografía con fluoresceína: prueba para examinar los vasos sanguíneos en los ojos; se hace al inyectar un colorante en una vena del brazo y luego captar imágenes a medida que el colorante pasa por los vasos sanguíneos de los ojos.

angiopatía: cualquier enfermedad de los vasos sanguíneos (venas, arterias y vasos capilares).

angioplastia: procedimiento quirúrgico para reparar un vaso sanguíneo bloqueado o angosto, a menudo en el corazón o las piernas. Durante este procedimiento, se inserta en el vaso sanguíneo un catéter (tubo delgado) con un globo en la punta. Cuando se infla el globo, el vaso se ensancha, lo que permite mayor circulación. También se llama angioplastia con balón y angioplastia percutánea (debajo de la piel) transluminal (con un tubo).

angioplastia con globo (balón): Sinónimo: angioplastia.

angiotensina: sustancia en la sangre que hace que los vasos sanguíneos se angosten y por lo tanto aumenta la presión arterial.

anorexia nerviosa: trastorno alimentario en que las personas se rehúsan a comer para permanecer delgadas y evitar aumentar de peso; puede causar complicaciones de la diabetes y fluctuaciones imprevistas en el nivel de glucosa en la sangre.

anticuerpo: proteína producida por el organismo para protegerse de sustancias extrañas, como bacterias o virus.

anticuerpo anticélulas de los islotes: proteína que se encuentra en la sangre de personas con un diagnóstico reciente de diabetes tipo 1 o que tienen la probabilidad de tenerla; su presencia indica mayor riesgo de que el sistema inmunitario del cuerpo dañe y elimine las células beta del páncreas. Abrev.: ICA.

anticuerpo contra el ácido glutámico decarboxilasa: autoanticuerpo contra el ácido glutámico decarboxilasa, una proteína producida por las células beta del páncreas. Con frecuencia se puede medir en la sangre de las personas con diabetes tipo 1 o con alto riesgo de tenerla, pero no es una causa directa de la diabetes tipo 1. Abrev.: anti GAD.

antígeno: sustancia extraña que, al entrar en contacto con el cuerpo, estimula la producción de anticuerpos.

antihipertensivo o medicamento contra la hipertensión: cualquiera de los medicamentos que reducen la presión arterial en el tratamiento de la hipertensión, incluidos los inhibidores de la enzima conversora de angiotensina (ACE inhibitors), bloqueadores beta, bloqueadores de receptores de angiotensina (ARB blockers), antagonistas de calcio, bloqueadores de los canales de calcio y los diuréticos tiazídicos.

antiinflamatorio no esteroideo: tipo de medicamento que alivia el dolor, fiebre e inflamación; en general, estos fármacos no conllevan un alto riesgo de adicción ni causan somnolencia. Nombre genérico: ibuprofeno, ketoprofeno, aspirina, naproxeno. Abrev.: NSAID.

antioxidante: sustancia química que ayuda a proteger las células del daño causado por los radicales libres. Ej.: vitamina A, vitamina C y vitamina E.

apoptosis: proceso normal de las células en que una serie de sucesos genéticamente programados puede producir la muerte de una célula, a veces denominado suicidio celular.

arteria: vaso sanguíneo grande que trasporta la sangre con oxígeno del corazón al resto del cuerpo.

arteria coronaria: cualquiera de los principales vasos sanguíneos que lleva sangre rica en oxígeno al corazón para que siga funcionando bien y se mantenga sano.

aspartame: endulzante que prácticamente no tiene calorías ni valor nutricional. Marca: Equal, NutraSweet, Sugar Twin.

ataque al corazón: cuando el angostamiento o la obstrucción de vasos sanguíneos interrumpe el suministro de sangre al músculo del corazón, lo que causa daño al músculo y a veces la muerte. Sinónimo: infarto del miocardio.

ataque isquémico transitorio: obstrucción temporal o suministro insuficiente de sangre al cerebro que puede causar cambios temporales en la visión, el equilibrio y el habla; estos síntomas generalmente desaparecen al cabo de 24 horas; con frecuencia se les llama un mini derrame, pero pueden ser indicio de un derrame futuro permanente. Abrev.: TIA.

atención administrada: sistema de atención médica que controla costos al limitar los honorarios de atención de salud y las opciones de médicos que tienen los pacientes.

atención médica con honorarios por servicio (fee-for-service): tipo de seguro de salud en que la aseguradora paga los servicios y gastos incurridos por la persona asegurada. Esta tiene la flexibilidad de seleccionar el hospital, la clínica o los médicos; sin embargo, la aseguradora pocas veces paga 100% de los gastos médicos incurridos. Las personas que tienen este tipo de plan pagan una cuota mensual (o prima), un deducible y, si se aplica, coseguro.

aterectomía: procedimiento quirúrgico que usa una cuchilla que rota para eliminar la placa de las paredes de las arterias duras o bloqueadas; se usa en el tratamiento de la aterosclerosis.

aterosclerosis: ocurre cuando las arterias más grandes del cuerpo y los vasos sanguíneos medianos se bloquean, angostan o endurecen; puede causar enfermedad de las arterias coronarias, derrame, ataque al corazón o enfermedad arterial periférica (dolor en las piernas o gangrena). En desuso: arteriosclerosis.

autoanticuerpo: anticuerpo con auto-reconocimiento que ataca las células del cuerpo, lo que causa que el organismo se ataque a sí mismo; los autoanticuerpos son particularmente comunes en las personas con diabetes tipo 1. Ej.: los anticuerpos que atacan las células de los islotes, autoanticuerpos contra la insulina y contra el ácido glutámico decarboxilasa (GAD).

auxiliar médico: profesional de atención médica que está capacitado y diplomado para brindar cuidados de salud bajo la orientación y supervisión de un médico.

ayunas: no consumir alimentos ni bebidas durante cierto tiempo.

azúcar: 1. uno de los tres tipos principales de carbohidratos; caracterizada por su sabor dulce; incluye la glucosa, fructosa, lactosa, galactosa y sucrosa. **2.** a veces se usa en referencia a la glucosa en la sangre (p. ej., azúcar en la sangre).

azúcar en la sangre: Sinónimo: glucosa en la sangre.

B

bacteria: organismos unicelulares muy pequeños que pueden reproducirse rápidamente y causar ciertas enfermedades. También denominados gérmenes.

bariatría: rama de la medicina que se ocupa de las causas, la prevención y el tratamiento de la obesidad.

betabloqueador: medicamento para bajar la presión.

biguanida: tipo de medicamento oral que se usa en el tratamiento de la diabetes tipo 2; reduce el nivel de glucosa en la sangre porque limita la cantidad de glucosa que produce el hígado y ayuda al cuerpo a responder mejor a la insulina. Nombre genérico: metformina.

bloqueador de canales de calcio: tipo de medicamento para bajar la presión. Abrev.: CCB. Sinónimo: antagonista de calcio.

bloqueador de receptores de angiotensina: medicamento oral que se usa en el tratamiento de la hipertensión. Abrev.: ARB.

bomba de insulina: dispositivo del tamaño de un mazo de naipes, que se puede llevar en el cinturón o guardar en el bolsillo, que tiene como función administrar insulina. Tiene una reserva de insulina, conectada a una sonda de plástico delgada y flexible que termina en una aguja que se inserta en la capa superior de la piel. Los usuarios programan la bomba para que administre una cantidad basal de insulina continuamente durante todo el día. Las bombas también secretan bolos de insulina después de las comidas y, a veces, cuando el nivel de glucosa en la sangre es alto, según cómo lo haya programado el usuario. Algunas bombas sin sonda o parche se aplican directamente a la piel y se operan con control remoto.

bomba implantable de insulina: bomba de insulina que se coloca dentro del cuerpo para que secrete insulina en respuesta a órdenes por control remoto del usuario; en etapa experimental actualmente.

bromocriptina: medicamento oral usado para regular el nivel de glucosa en la sangre en pacientes con diabetes tipo 2. Marca: Cycloset.

bulimia: trastorno alimentario en que la persona consume una gran cantidad de comida y luego se purga con laxantes, vomita, hace ejercicio excesivo o una combinación; puede producir niveles imprevisibles de glucosa en la sangre y complicaciones de diabetes.

C

calcio: mineral que fortalece los huesos y dientes, y tiene una función importante en la contracción muscular, coagulación de la sangre y función de los nervios.

callo: área de la piel, por lo general en los pies, que se engrosa y endurece debido a frotación o presión.

caloría: unidad de medición de la energía aportada por los alimentos; los carbohidratos, proteínas, grasas y bebidas alcohólicas aportan calorías a la alimentación. Los carbohidratos y proteínas tienen 4 calorías por gramo, la grasa tiene 9 calorías por gramo y las bebidas alcohólicas tienen 7 calorías por gramo. Sinónimo: kilocaloría.

cansancio por diabetes: trastorno que puede afectar a las personas con diabetes porque la responsabilidad y requisitos constantes del control propio de la diabetes terminan por hacer que el paciente se sienta abrumado y frustrado, y que pierda la motivación. Las personas con cansancio por diabetes a menudo se sienten derrotadas por la diabetes o molestas por tener diabetes, y tratan de evitar el cuidado de la diabetes o de suspenderlo.

capsaicina: componente de los chiles que usan los ungüentos para aliviar el dolor de la neuropatía diabética y que se aplican en la piel.

capsulitis adhesiva: enfermedad del hombro relacionada con la diabetes; produce dolor y pérdida de la capacidad de mover el hombro en todos los sentidos. Sinónimo: hombro congelado.

carbohidratos: uno de tres nutrientes principales que se encuentran en los alimentos, principalmente a manera de almidones, vegetales, frutas, productos lácteos y azúcares.

cardiólogo: médico que se dedica al tratamiento de los problemas del corazón.

cardiomiopatía: enfermedad cardiaca en que el corazón se debilita y no funciona debidamente.

carga glucémica: medida del impacto que tendrán los carbohidratos de ciertos alimentos en el nivel de glucosa en la sangre. Se calcula multiplicando el índice glucémico del alimento por la cantidad de carbohidratos que contiene. Se clasifica cada alimento por tener un nivel bajo, mediano o alto de carga glucémica.

cataratas: opacidad del lente (cristalino) del ojo.

célula alfa: tipo de célula en el páncreas encargada de la producción y secreción de una hormona llamada glucagón. El organismo envía una señal a las células alfa para que produzcan glucagón cuando el nivel de glucosa en la sangre baja demasiado; luego el glucagón llega al hígado, que segrega glucosa en la sangre para elevar el nivel de glucosa. También se le llama célula α.

célula B: linfocito que produce anticuerpos; a veces crea por error autoanticuerpos, lo que tal vez cause diabetes tipo 1. Sinónimo: linfocitos B.

célula beta: célula que produce insulina y amilina, y se encuentra en las células de los islotes del páncreas. También llamada célula β.

célula T: tipo de linfocito que ataca las células infectadas por un virus, células extrañas y células de cáncer; desempeña un papel crucial en el funcionamiento del sistema inmunitario humano; las células T anormales posiblemente desempeñen un papel en la diabetes tipo 1. Sinónimo: linfocito T.

células de los islotes: cualquiera de varios tipos de células ubicadas en el páncreas que producen hormonas para ayudar al cuerpo a procesar y usar los alimentos como fuente de energía. Sinónimo: islotes de Langerhans. Ej.: Las células alfa producen glucagón, las células beta producen insulina.

cetoacidosis: Sinónimo: cetoacidosis diabética.

cetoacidosis diabética: enfermedad que requiere atención de emergencia por hiperglucemia extrema, además de una ausencia severa de insulina, lo que resulta en la necesidad de recurrir a la grasa corporal para su uso como fuente de energía y en una acumulación de cetonas en la sangre y orina. Sus síntomas son náuseas, vómitos, dolor estomacal, aliento con olor a fruta y respiración rápida (Kussmaul). Sin tratamiento, puede resultar en coma y muerte. Abrev.: DKA.

cetona: desecho que se produce cuando el organismo procesa grasa corporal para usarla como fuente de energía, situación que se presenta cuando hay insuficiente insulina. Un nivel alto puede resultar en cetoacidosis diabética y coma. Sinónimo: cuerpo cetónico.

cetonuria: trastorno que ocurre cuando hay cetonas en la orina; indicio de cetoacidosis diabética.

cetosis: nivel elevado de cetonas en el cuerpo, que puede resultar en cetoacidosis. Los síntomas de cetosis son náuseas, vómitos y dolor de estómago.

ciclamato: endulzante artificial con pocas calorías y sin valor nutricional. En Estados Unidos se prohibió en 1969. Marca: Sucaryl.

ciclosporina: medicamento inmunosupresor que se usa frecuentemente tras trasplantes de órganos.

circulación: flujo de sangre por los vasos sanguíneos del cuerpo y el corazón.

circunferencia de la cintura: medida de las dimensiones de la cintura; se usa para calcular el riesgo de que la persona tenga problemas de salud relacionados con la obesidad. Las mujeres con una cintura de más de 35 pulgadas y los hombres con una cintura de más de 40 pulgadas tienen un riesgo más alto de diabetes, hipertensión y enfermedades del corazón;

estos límites de riesgo pueden ser más bajos en personas asiáticas.

cirugía bariátrica: procedimiento quirúrgico para perder peso que limita la cantidad de comida que entra al estómago e impide la digestión total o parcial de todos los nutrientes de los alimentos consumidos. Ej.: baipás o bypass gástrico, banda gástrica, gastrectomía en manga.

cirugía de derivación gástrica: procedimiento quirúrgico bariátrico en que se reduce el estómago y se deriva la digestión para que no pase por todo el intestino delgado; con frecuencia se realiza para ayudar a los pacientes a perder mucho peso, en particular quienes tienen un índice de masa corporal de más de 35 kg/m^2.

claudicación intermitente: dolor en los músculos de la pierna que aparece y desaparece; con frecuencia es resultado de circulación insuficiente en las piernas y por lo general se presenta al caminar o hacer ejercicio.

clavo: callo localizado en el dedo o parte superior del pie.

colesterol: tipo de grasa producida por el hígado y que se encuentra en la sangre; también se encuentra en alimentos derivados de animales; el cuerpo la usa para producir hormonas y paredes celulares.

colesterol de lipoproteínas de muy baja densidad: colesterol que se encuentra en una partícula que trasporta triglicéridos en la sangre; parte de ello se convierte en colesterol LDL; un nivel muy alto puede estar relacionado con enfermedades cardiovasculares. Abrev.: colesterol VLDL.

colesterol de lipoproteínas de alta densidad: grasa que se encuentra en la sangre en una partícula que lleva el colesterol extra al hígado para que se elimine; con frecuencia se denomina colesterol "bueno" o "saludable". Abrev.: colesterol LAD o HDL por su sigla en inglés.

colesterol de lipoproteínas de baja densidad: grasa en el torrente sanguíneo; las partículas de lipoproteínas de baja densidad llevan el colesterol por el cuerpo, donde es necesario para reparar las células y también lo deposita en las paredes de las arterias, lo que a veces causa aterosclerosis; con frecuencia se le denomina colesterol "malo" o "poco saludable". Abrev.: colesterol LBD o LDL por su sigla en inglés.

coma: estado parecido al sueño en que la persona no está consciente; lo puede causar la hiperglucemia o hipoglucemia severa en personas con diabetes.

coma diabético: tipo de coma que se produce debido a cetoacidosis diabética o síndrome hiperglucémico hiperosmolar.

compañía de equipo médico duradero: empresa que vende o alquila al público suministros médicos, como medidores de glucosa y tiras de prueba, además de equipo médico más grande, como camas de hospital, sillas de ruedas, equipo para la respiración y artículos de cuidado a domicilio. Dichas compañías a veces ofrecen capacitación para el uso de los productos que ofrecen y es posible que tengan empleados que pueden ayudar a llenar los documentos para solicitarlos. Abrev.: compañía DME.

complejo de antígeno leucocitario humano: grupo de proteínas relacionadas que ayudan al sistema inmunitario a diferenciar entre las proteínas que el organismo produce y las que provienen de virus y bacterias, también conocidos como invasores. Puede producirse un ataque autoinmunitario, que resulta en la destrucción de células infectadas. Las variantes de los genes del antígeno leucocitario humano están relacionadas con un riesgo más alto de tener diabetes tipo 1.

complicaciones: estado dañino que es resultado de los efectos de la diabetes en el organismo, como daño a los ojos, el corazón, los vasos sanguíneos, el sistema nervioso, los dientes, las encías, los pies, la piel y los riñones.

consumo adecuado: uno de los cuatro valores de referencia en el Consumo Alimentario de Referencia (Dietary Reference Intake) en base a la cantidad de nutrientes observada o calculada en experimentos, y que fue consumida por un grupo de personas saludables. Se supone que estos nutrientes son los adecuados. Se utiliza cuando no se puede determinar la ración recomendada (Recommended Dietary Allowance).

Consumo Alimentario de Referencia (Dietary reference intake): compilación de varios índices de consumo alimentario que se pueden usar para evaluar o planear la alimentación de personas y grupos; creado por la Junta de Alimentos y Nutrición de Estados Unidos (U.S. Food and Nutrition Board) de la Academia Nacional de Ciencias (National Academy of Sciences) a partir de los años noventa para remplazar las anticuadas raciones recomendadas (Recommended Dietary Allowances). Los cuatro principales valores de referencia que constituyen el Consumo Alimentario de Referencia son ración recomendada (Recommended Dietary Allowance), consumo adecuado (Adequate Intake), máximo nivel tolerable de consumo (Tolerable Upper Intake Level) y requisito promedio aproximado (Estimated average requirement). Estos son niveles alimentarios de consumo que se usan como punto de referencia con respecto a vitaminas, elementos, macronutrientes, electrolitos, agua, como también el consumo recomendado para personas: Abrev.: DRI.

contar carbohidratos: método de planificación de comidas para personas con diabetes que se basa en contar el número de gramos de carbohidratos en la comida que se va a consumir.

contractura de Dupuytren: trastorno relacionado con la diabetes en que los dedos y la palma de la manos se engrosan y reducen, lo que hace que los dedos se doblen hacia adentro.

contraindicación: condición o situación que aumenta el riesgo de usar un medicamento en particular, realizar un procedimiento médico o una actividad en particular, por lo que el tratamiento no es aconsejable.

control de la glucosa en la sangre: el proceso y procedimiento para medirse el nivel de glucosa en la sangre a fin de controlar la diabetes, generalmente con la ayuda de un medidor de glucosa.

control de patrones: método de identificar tendencias (esto es, patrones) en los cambios del nivel de glucosa en la sangre y modificar los factores que contribuyen a estas tendencias para lograr un nivel de glucosa en la sangre más aproximado al normal. La persona a cargo del control de patrones analiza diarios de alimentos, medicamentos, actividad física y nivel de glucosa en la sangre, y aprende a identificar y corregir las tendencias.

control de porciones: proceso de comer porciones de tamaño sensato; esencial para adelgazar y mantener un peso saludable; táctica clave en la planificación de alimentos.

control en equipo: estrategia para el tratamiento de la diabetes en que la atención médica la brinda un equipo de control de la diabetes que consta de un médico, nutricionista, enfermero e instructor de diabetes, entre otros. El equipo asesora a la persona con diabetes.

control propio: en el caso de diabetes y otras enfermedades crónicas, el esfuerzo continuo por parte del paciente de controlar la enfermedad en colaboración con el equipo de atención médica; en el caso de diabetes, incluye planificación de alimentos, actividad física planeada, control de la glucosa en la sangre, tomar medicamentos para la diabetes y tratar episodios de enfermedad.

control propio de la glucosa en la sangre: proceso en que la persona con diabetes mide, anota y evalúa su propio nivel de glucosa en la sangre; un aspecto esencial del control de patrones y la clave del control propio de la diabetes. Abrev.: SMBG.

copago: método por el cual las aseguradoras y sus miembros comparten costos; con frecuencia el miembro paga una tarifa descontada fija cada vez que recibe un servicio médico.

coronariopatía: trastorno en que la ateroesclerosis de las arterias coronarias reduce o restringe marcadamente la circulación al corazón, produciendo angina o infarto del miocardio. Abrev.: CAD.

corticosteroide: esteroide producido por las glándulas suprarrenales que eliminan la inflamación; ayuda a mantener estable el nivel de glucosa en la sangre, la presión y la fortaleza muscular, además de controlar el equilibrio de sales y agua.

cortisol: glucocorticoide; hormona producida por las glándulas suprarrenales; producido comercialmente como hidrocortisona y usado para reducir la inflamación o remplazar el cortisol si las glándulas suprarrenales no funcionan debidamente.

coseguro: copago para planes de salud con tarifas por cada servicio, que en general se expresa en un porcentaje del costo (p. ej., la compañía de seguro paga 75% del reclamo, y el asegurado paga el 25% restante).

creatinina: producto de desecho de la proteína en la alimentación y en los músculos, que los riñones eliminan del cuerpo por medio de la orina; se usa como indicador de la función de los riñones porque a medida que la enfermedad renal avanza, el nivel de creatinina en la sangre aumenta. El nivel en la sangre a menudo se reporta conjuntamente como creatinina y tasa estimada de filtración glomerular (eGFR por su sigla en inglés); un nivel bajo de eGFR indica función renal insuficiente.

crónico: algo que dura o se repite por mucho tiempo. Antónimo: agudo.

cuidado de heridas: medidas que se toman para asegurar que una herida (p. ej., las úlceras del pie) sanen bien. Las personas con diabetes deben tomar precauciones especiales para que las heridas no se infecten.

D

deducible: cantidad fija de dinero que se debe pagar anualmente para cubrir gastos médicos antes de que la compañía de seguros comience a pagar.

defecto congénito: problema o trastorno presente al nacer.

degeneración macular: enfermedad incurable de los ojos que afecta la mácula (parte central de la retina) y la visión central. La visión central produce la visión más directa y enfocada y es necesaria para la mayoría de las actividades, entre ellas leer y conducir. La degeneración macular es la causa principal de la pérdida de visión en personas de más de 54 años.

derivado de d-fenilalanina: tipo de medicamento oral para la diabetes tipo 2 que reduce el nivel de glucosa en la sangre ayudando al páncreas a producir más insulina inmediatamente después de las comidas. Nombre genérico: nateglinida.

dermatólogo: médico especializado en el diagnóstico y tratamiento de problemas de la piel y el cabello.

dermopatía: enfermedad de la piel.

derrame: afección grave causada por el daño a los vasos sanguíneos del cerebro, que por lo tanto impide el suministro de sangre y oxígeno al cerebro, lo que puede causar la muerte de células cerebrales; tal vez se pierda la capacidad de hablar o mover partes del cuerpo; los factores de riesgo incluyen la diabetes, hipertensión, colesterol alto (dislipidemia) y fumar. Sinónimos: accidente cerebrovascular (CVA) y apoplejía.

desensibilización: manera de reducir o detener una respuesta, como una reacción alérgica. P. ej., si alguien tiene reacciones alérgicas a algo, el médico le da una cantidad muy pequeña de la sustancia para aumentar su tolerancia. Con el tiempo, se le van dando dosis mayores, hasta que la persona reciba la dosis completa.

deshidratación: pérdida de una cantidad excesiva de líquidos por orinar con frecuencia, traspirar, vomitar o tener diarrea.

dextrosa: Sinónimo: glucosa.

diabetes autoinmune latente del adulto: diabetes autoinmune que tiene muchas de las características de la diabetes tipo 1 y se presenta en adultos; por lo general, su inicio es más lento que el de la diabetes tipo 1 en niños. Abrev.: LADA.

diabetes de adulto: en desuso. Sinónimo: diabetes tipo 2.

diabetes de azúcar: en desuso; Sinónimo: diabetes mellitus.

diabetes infantil: en desuso; Sinónimo: diabetes tipo 1.

diabetes insípida: trastorno caracterizado por micción (necesidad de orinar) frecuente y abundante, sed excesiva y sensación general de debilidad. Este trastorno posiblemente lo cause un defecto de la glándula pituitaria o los riñones. Con la diabetes insípida, el nivel de glucosa en la sangre es normal.

diabetes lábil: trastorno en personas con diabetes en que la glucosa en la sangre varía de niveles muy altos a muy bajos de manera imprevisible. Sinónimo: diabetes inestable.

diabetes latente: en desuso; Sinónimo: alteración de la tolerancia a la glucosa.

diabetes limítrofe: en desuso. Sinónimo: diabetes tipo 2, intolerancia a la glucosa o alteración de la glucosa en ayunas.

diabetes mellitus: trastorno caracterizado por hiperglucemia que se debe a la incapacidad del organismo de usar la glucosa en la sangre como fuente de energía. Con la diabetes tipo 1, el páncreas deja de producir insulina y por lo tanto, la glucosa en la sangre no puede ingresar a las células para ser utilizada como energía. Con la diabetes tipo 2, el páncreas no tiene suficiente insulina, y el organismo no puede usar la insulina debidamente.

diabetes mellitus dependiente de insulina: en desuso; Sinónimo: diabetes tipo 1. [Uso: se denomina así debido a la percepción de que este tipo en particular de diabetes era el único que requería tratamiento con insulina; debido al mayor uso de insulina en pacientes con diabetes tipo 2 o NIDDM, este término se ha vuelto menos útil.] Abrev.: IDDM.

diabetes mellitus gestacional: tipo de diabetes que se presenta solamente durante el embarazo y por lo general desaparece tras el parto, pero aumenta el riesgo de que la madre tenga diabetes posteriormente; se controla con la planificación de comidas, actividad física y a veces insulina. Abrev.: GDM.

diabetes mellitus no insulinodependiente: en desuso: diabetes tipo 2. [Uso: se denomina así debido a la percepción de que este tipo en particular de diabetes solo se trata con dieta, ejercicio y agentes hipoglucémicos orales; con el mayor uso de insulina por pacientes con NIDDM, este término pasó a ser menos útil.] Abrev.: NIDDM.

diabetes química: en desuso. Sinónimo: intolerancia a la glucosa.

diabetes relacionada con la fibrosis quística: tipo particular de diabetes que se presenta en personas con fibrosis quística y presenta características de diabetes tipo 1 y 2. Disminuye considerablemente la tasa de supervivencia y se diagnostica frecuentemente en personas con fibrosis quística durante la adolescencia. Abrev.: CFRD.

diabetes secundaria: tipo de diabetes que se presenta debido a los efectos de otra enfermedad o como reacción a ciertos medicamentos o sustancias químicas.

diabetes subclínica: en desuso; Sinónimo: intolerancia a la glucosa.

diabetes tipo 1: tipo menos común de diabetes mellitus que la de tipo 2, antiguamente llamada diabetes juvenil; se caracteriza por un alto nivel de glucosa en la sangre debido a la ausencia total de insulina. Ocurre cuando el sistema inmunitario del cuerpo ataca las células beta que producen insulina en el páncreas y las destruye; el páncreas entonces produce poca insulina o deja de hacerlo. La diabetes tipo 1 con frecuencia se presenta en personas jóvenes, pero también puede surgir en adultos. Su tratamiento consiste principalmente en terapia con insulina, planificación de comidas, ejercicio y control propio de la glucosa en la sangre. Abrev.: T1DM, T1D.

diabetes tipo 2: el tipo más común de diabetes mellitus; se caracteriza por un alto nivel de glucosa en la sangre causado por una falta relativa de insulina o la incapacidad del cuerpo de usar la insulina debidamente (resistencia a la insulina) o ambos. La diabetes tipo 2 se presenta con mayor frecuencia en adultos de mediana edad o mayores pero puede presentarse en gente más joven; la mayoría de las personas a quienes les da esta enfermedad tienden a tener sobrepeso o estar obesas. Su tratamiento consiste principalmente en planificación de comidas, ejercicio, agentes hipoglucémicos orales, control propio de la sangre y terapia con insulina. Abrev.: T2DM, T2D.

diabetes tipo MODY o de la madurez en jóvenes: tipo poco común de diabetes hereditaria que tiene las mismas características que la diabetes tipo 2 y por lo general se presenta en niños o adultos jóvenes. Se han identificado doce tipos; cada uno de ellos es producto de la mutación de un gen diferente y afectan la secreción de insulina. Con frecuencia se diagnostica por error como diabetes tipo 1 en pacientes más jóvenes y como diabetes tipo 2 en pacientes mayores. Abrev.: MODY.

diabetogénico: que produce o aumenta el riesgo de diabetes.

diabetólogo: médico que se especializa en el tratamiento de personas con diabetes.

diagnóstico: determinación de la enfermedad por medio de sus indicios y síntomas.

diálisis: proceso de limpiar los desechos de la sangre filtrándola con métodos artificiales para remplazar la función de los riñones; deben recurrir a este proceso las personas con insuficiencia renal. Debido a que la nefropatía es una complicación de la diabetes, las personas con diabetes pueden correr peligro de tener que someterse a diálisis. Los dos tipos principales de diálisis son hemodiálisis y diálisis peritoneal.

diálisis peritoneal: tipo de diálisis que requiere el paso de un líquido especial por el abdomen. Los desechos de la sangre pasan a través de una membrana que recubre el interior del abdomen y a un líquido especial que luego se puede eliminar del cuerpo. A diferencia de la hemodiálisis, este tipo de diálisis se puede hacer en casa o el trabajo, y algunos métodos ni siquiera requieren el uso de una máquina.

diario: libro en que se anotan datos; en el caso de las personas con diabetes, puede contener datos sobre el nivel de glucosa en la sangre, presión arterial, alimentación y actividad física.

diario de alimentos: registro en que la persona anota todos los alimentos y bebidas que consume durante cierto tiempo; se usa para crear un plan alimentario personalizado; con frecuencia también se escribe la actividad física y el nivel de glucosa en la sangre.

diarrea diabética: heces sueltas, incontinencia fecal o ambos, que se producen como resultado del crecimiento excesivo de bacterias en el intestino delgado y de la neuropatía diabética en los intestinos.

dieta: **1.** los alimentos y bebidas que la persona consume normalmente a diario. **2.** un plan alimentario en que la persona come o bebe menos por un motivo en particular, con frecuencia para perder peso o ceñirse a lo requerido por una enfermedad como la diabetes. **3.** (adj.) tipo de alimento o bebida que tiene una cantidad reducida de calorías u otros nutrientes.

dieta de moda: dieta (generalmente para adelgazar) que promete resultados rápidos, fabulosos y poco realistas y es muy popular por un tiempo breve.

dieta de muy pocas calorías: régimen alimentario de corto plazo que aporta menos de 1,000 calorías diarias; debido a que conlleva riesgos, se administra bajo la supervisión de un proveedor de servicios médicos; a veces se consume en formulaciones líquidas para remplazar las comidas diarias, pero también puede ser simplemente una dieta con un contenido muy bajo de calorías. Abrev.: VLCD.

dieta sin gluten: tratamiento que se indica para la enfermedad celíaca, en que la persona no consume gluten como parte de su alimentación diaria.

dietista o nutricionista: profesional de servicios médicos que asesora a las personas sobre la planificación de alimentos, control de peso y de la diabetes. Un dietista diplomado (registered dietitian o RD) tiene más capacitación.

dipeptidil peptidasa 4: enzima asociada con el metabolismo de la glucosa. Específicamente, es responsable de procesar las incretinas como el péptido tipo 1 análogo al glucagón. Abrev.: DPP-4 o DPP-IV.

disfunción eréctil: la incapacidad de lograr o mantener una erección para la actividad sexual; complicación de la diabetes que con frecuencia se puede tratar con medicamentos. Sinónimo: impotencia. Abrev.: ED.

dislipidemia: nivel anormal de grasa en la sangre, que generalmente se refiere a un alto nivel de colesterol de baja densidad (LDL por su sigla en inglés), bajo nivel de colesterol de alta densidad (HDL por su sigla en inglés) y alto nivel de triglicéridos, o alguna combinación de estos.

diurético: cualquier sustancia que aumenta la producción y eliminación de orina.

diurético tiazida: tipo de medicamento para la presión alta. Ej.: hidroclorotiazida (HCTZ).

dosis mixta: combinación de dos tipos de insulina en una inyección. Por lo general, se combina la insulina de acción rápida o breve con una insulina de acción prolongada (como la insulina NPH) para controlar el nivel de glucosa de la comida y la basal.

dosis mixta dividida: dos tipos de insulina que se mezclan en la misma jeringa y se administran dos o más veces durante el trascurso del día.

E

edema: hinchazón causada por exceso de líquido en el cuerpo.

edema macular: hinchazón de la mácula.

educación y apoyo con la diabetes: programa o currículo general que tiene como propósito enseñar a las personas con diabetes a encargarse de las exigencias diarias del cuidado de la diabetes. El apoyo al cuidado propio de la diabetes es un proceso continuo que fomenta cambios de conducta y toma en cuenta las inquietudes sicosociales. Los cursos y programas de instrucción sobre la diabetes por lo general tratan los siguientes temas: información general sobre la diabetes y su tratamiento, adaptación sicológica a la vida con diabetes, metas y solución de problemas, elaboración y cumplimiento de un plan alimentario, incremento del ejercicio, monitorización de la glucosa, control durante enfermedades, e identificación y prevención de complicaciones.

Efecto de Somogyi: cuando el nivel de glucosa en la sangre sube repentinamente tras un episodio hipoglucémico; puede producirse después de un episodio hipoglucémico que no recibe tratamiento durante la noche y lo causa la secreción de hormonas contrarreguladoras. Sinónimo: hiperglucemia de rebote.

efecto secundario: acción no deseada de un medicamento. Sinónimo: efecto adverso.

ejercicio aeróbico: actividad física rápida en la que se ejercita el corazón, los pulmones, los brazos, las piernas y el resto del cuerpo; usualmente acelera la respiración y frecuencia cardiaca. Ej.: bailar, trotar, correr, nadar, caminar, montar bicicleta.

ejercicios de flexibilidad: cualquiera de las muchas actividades físicas que aumentan la flexibilidad del cuerpo. Sinónimo: estiramiento.

ejercicios de fortalecimiento: actividades con el propósito específico de aumentar la musculatura y fuerza.

electromiografía: prueba utilizada para medir la función de los nervios; mide la actividad eléctrica generada por los músculos.

embolismo cerebral: coágulo de sangre de una parte del cuerpo que se traslada por el torrente sanguíneo al cerebro, donde bloquea una arteria; puede causar un derrame.

endocrinología: estudio de enfermedades relacionadas con las hormonas que produce el organismo.

endocrinólogo: médico especializado en el tratamiento de personas que tienen problemas de las glándulas endocrinas, como diabetes.

endocrinólogo pediátrico: médico que se especializa en el tratamiento de niños que tienen problemas de glándulas endocrinas como diabetes.

endocrinopatía: enfermedad de las glándulas endocrinas.

endulzante: sustancia que se agrega a los alimentos y líquidos para darles un sabor más dulce.

endulzante con pocas calorías: producto que se usa para endulzar los alimentos en vez de azúcar; no contiene muchas calorías por porción ni aumenta el nivel de glucosa en la sangre. Ej.: sacarina, acesulfamo K, aspartame (NutraSweet) y sucralosa (Splenda).

enfermedad arterial periférica: es cuando los vasos sanguíneos de las piernas se angostan o bloquean con depósitos grasos, reduciendo la circulación a los pies y piernas. Esta enfermedad puede causar claudicación (dolor al caminar) y hace que las personas corran mayor peligro de tener problemas de los pies como gangrena. Se calcula que una de cada tres personas con diabetes de más de 49 años tiene esta enfermedad. También se llama enfermedad vascular periférica (PVD). Abrev.: PAD.

enfermedad autoinmune: trastorno en que el sistema inmunitario del cuerpo ataca y destruye por error tejidos del cuerpo que considera extraños.

enfermedad cardiovascular: enfermedad del corazón y los vasos sanguíneos (arterias, venas y vasos capilares). Abrev.: CVD.

enfermedad celíaca: trastorno en que el gluten causa un ataque autoinmune que daña los intestinos, un órgano que contribuye a la digestión de los alimentos; entonces no se absorben debidamente los nutrientes, lo que puede causar muchas otras complicaciones. Esta enfermedad se presenta con mayor frecuencia en las personas con diabetes tipo 1 y su tratamiento usual es la alimentación sin gluten. Sinónimo: esprúe celiaco, esprúe no tropical o enteropatía sensible al gluten.

enfermedad cerebrovascular: daño a los vasos sanguíneos en el cerebro que puede interrumpir el flujo de sangre, y es posible que se produzca un derrame cerebral.

enfermedad coronaria: trastorno causado por el angostamiento de las arterias que suministran sangre al corazón; puede causar un infarto del miocardio. Abrev.: CHD. Sinónimo: CAD.

enfermedad de hígado graso no alcohólico: trastorno caracterizado por la presencia anormal de grasa en el hígado, que no se debe al consumo de bebidas alcohólicas; las personas con resistencia a la insulina o diabetes tipo 2 tienen un riesgo más alto de tener este trastorno; también puede causar inflamación del hígado y posiblemente cirrosis (cuando el tejido cicatrizal remplaza el tejido normal del hígado enfermo, y la consecuencia es una disminución en la función saludable del hígado). Sinónimo: esteatohepatitis no alcohólica (NASH por su sigla en inglés). Abrev.: NAFLD.

enfermedad del corazón: trastorno que afecta el músculo, las válvulas o los vasos sanguíneos del corazón.

enfermedad periodontal: enfermedad de las encías.

enfermedad pulmonar obstructiva crónica: enfermedad de los pulmones en que las vías respiratorias producen mucosidad excesiva, lo que resulta en tos frecuente; gran parte del riesgo de tener esta enfermedad proviene de fumar. Abrev.: COPD. Sinónimo: bronquitis crónica y enfisema.

enfermedad renal: enfermedad de los riñones. Sinónimo: nefropatía.

enfermedad renal terminal: Sinónimo: insuficiencia renal. Abrev.: ESRD.

enfermedades macrovasculares: enfermedades de los vasos sanguíneos mayores, como los que se encuentran en el corazón. Se acumulan lípidos y coágulos en los vasos sanguíneos mayores, lo que puede causar aterosclerosis, enfermedades cardiacas, derrames y enfermedad vascular periférica. Sinónimo: enfermedad cardiovascular.

enfermedades microvasculares: afectan los vasos sanguíneos más pequeños, como los de los ojos, nervios y riñones. Las paredes de los vasos se vuelven anormalmente gruesas pero débiles, y luego pueden sangrar, derramar proteínas y cortar la circulación a las células.

enfermero: profesional médico capacitado en enfermería, que es la práctica de ofrecer cuidados a quienes están enfermos o lesionados, con frecuencia con un plan prescrito de atención (por lo general formulado por un médico). Los enfermeros normalmente tienen la responsabilidad de administrar los medicamentos, evaluar la situación médica del paciente, llevar la historia médica y prevenir caídas e infecciones. En la atención profesional, hay dos clasificaciones de enfermeros profesionales: enfermero titulado y enfermero práctico diplomado. [Uso: "enfermero" se usa con frecuencia como sinónimo de "enfermero titulado."]

enfermero practicante: enfermero titulado que ha recibido capacitación avanzada y una maestría en enfermería; puede cumplir con muchos de los deberes de los médicos sin supervisión directa; puede asumir deberes adicionales de diagnóstico y tratamiento de pacientes. Abrev.: NP.

enfermero práctico diplomado (licensed practical nurse): enfermero que ha recibido de 1–2 años de capacitación, se ha diplomado y ha recibido licencia de una entidad estatal, y trabaja bajo la supervisión de enfermeros titulados (registered nurses) y médicos. También se les denomina enfermeros vocacionales diplomados (licensed vocational nurse o LVN). Abrev.: LPN.

enfermero titulado: enfermero que cursó dos años o más de estudios y capacitación para poder prestar atención médica y aprobó el examen de la junta de acreditación. Abrev.: RN.

enteropatía por sensibilidad al gluten: Sinónimo: enfermedad celíaca.

enzima: proteína elaborada por el organismo que causa una reacción química, p. ej., las enzimas producidas por el intestino para contribuir a la digestión.

epidemiología: estudio de patrones de enfermedades en grupos de seres humanos con el objetivo de determinar la cantidad de personas que tienen esa enfermedad en particular, dónde está el grupo, cuántos casos nuevos de la enfermedad se presentan y cómo se controla la enfermedad.

equipo de atención médica: grupo de profesionales médicos que colaboran con el paciente en el control de una enfermedad crónica (proceso llamado control en equipo); a menudo se usa en el tratamiento de la diabetes y puede incluir a un médico, instructor de diabetes, dietista, fisiólogo del ejercicio, optómetra, podiatra y farmacéutico.

eritrocito: Sinónimo: glóbulo rojo.

especialista en los ojos: experto en optometría u oftalmología.

estilo de vida: la forma en que una persona o grupo de personas vive; una intervención de estilo de vida abarca pérdida de peso, alimentación y ejercicio.

estilo de vida sedentario: tipo de vida caracterizado por la falta de actividad física.

estrógeno: hormona femenina que producen principalmente los ovarios (en los hombres, la producen los testículos) que activa el ciclo menstrual y otras características femeninas; en algunas mujeres, durante el ciclo menstrual, el estrógeno puede hacer que el nivel de glucosa en la sangre fluctúe.

estudio de conducción nerviosa: prueba que se usa para identificar el daño a los nervios; a veces se usa para el diagnóstico de la neuropatía. Abrev.: NCS.

Estudio del Corazón de Framingham (Framingham Heart Study): prueba clínica de salud cardiovascular que se realiza en Framingham, Massachusetts desde 1948. El grupo original del estudio estaba compuesto por 5,209 adultos de Framingham y por décadas se ha seguido estudiando a los hijos de las personas que participaron en el estudio original. Actualmente estudia a la tercera generación. Muchos de los conocimientos sobre enfermedades del corazón que consideramos obvios, como los efectos de la alimentación, el ejercicio y medicamentos comunes (p. ej., aspirina) en la salud del corazón, se basan en datos recopilados en este importante estudio. Es un proyecto del Instituto Nacional del Corazón, los Pulmones y la Sangre (National Heart, Lung, and Blood Institute), en colaboración con la Universidad de Boston.

Estudio Prospectivo de la Diabetes en el Reino Unido (United Kingdom Prospective Diabetes Study): investigación realizada en el Reino Unido entre 1977 y 1997 en personas con casos recientes de diabetes tipo 2; probó que si las personas bajaban su nivel de glucosa en la sangre, también disminuía su riesgo de tener retinopatía y nefropatía. Además, las personas con diabetes tipo 2 e hipertensión que reducían su presión arterial también disminuían su riesgo de derrames, retinopatía y muerte debido a complicaciones a largo plazo. El seguimiento a largo plazo de este grupo de estudio indicó que el tratamiento temprano de la diabetes tipo 2 también reducía el riesgo a largo plazo de ataques al corazón, derrames y muerte. Abrev.: UKPDS.

etiqueta de alimentos: etiqueta de Datos Nutricionales.

etiqueta de Datos Nutricionales: etiqueta estandarizada en todo alimento o bebida, que ofrece información requerida de todo alimento distribuido en Estados Unidos. La etiqueta de Datos Nutricionales es controlada por la Dirección de Alimentos y Medicamentos de Estados Unidos (U.S. Food and Drug Administration). Esta etiqueta debe contener la siguiente información: tamaño de la porción, porciones por recipiente, calorías, calorías de grasa, grasa total, grasa saturada, grasa trans, colesterol, sodio, carbohidratos totales, fibra alimentaria, azúcares y proteína. La etiqueta también puede incluir datos sobre calcio, hierro, vitamina A y vitamina C. Para muchos elementos, presume que se están consumiendo 2,000 calorías al día, y los porcentajes indicados reflejan cuánto contiene el alimento.

euglucemia: nivel normal de glucosa en la sangre.

evacuar: orinar; vaciar la vejiga; expeler excrementos.

examen con dilatación de ojos: examen realizado por un especialista en el cuidado de los ojos que ensancha temporalmente la pupila (la parte negra del centro) de los ojos con gotas para que el especialista pueda ver más fácilmente el interior de los ojos.

examen de orina: análisis de una muestra de orina que se usa para diagnosticar enfermedades del sistema urinario y otros sistemas del cuerpo; también se puede buscar indicios de sangre; en personas con diabetes, se usa para determinar la presencia de cetonas, albúmina o (con menor frecuencia) glucosa.

examen de tolerancia a la glucosa oral: análisis de diagnóstico de la diabetes, diabetes gestacional o intolerancia a la glucosa; se realiza tras ayunar toda la noche. Se saca una muestra de sangre y luego el paciente toma una bebida con mucha glucosa. Se sacan muestras de sangre en intervalos de 2–3 horas. Abrev.: OGTT.

exenatida: agonista del péptido tipo 1 análogo al glucagón (GLP-1) que se inyecta; se usa para mejorar el control de la glucosa en la sangre en adultos con diabetes tipo 2. Marca: Byetta.

extracto de la fruta luo han guo: endulzante natural de bajas calorías que no tiene valor nutricional. Se deriva de una planta del sur de China conocida como fruta del monje.

F

factor de riesgo: cualquier cosa que aumente la probabilidad de que una persona tenga una enfermedad.

factores de riesgo cardiometabólico: conjunto de factores de riesgo que, cuando se consideran en conjunto, son buenos indicadores del riesgo general de la persona de tener enfermedades del corazón y diabetes tipo 2. Los factores de riesgo incluyen obesidad, alto colesterol de baja densidad (LDL por su sigla en inglés), alto nivel de triglicéridos, bajo nivel de colesterol alto (HDL por su sigla en inglés), presión alta, fumar y falta de actividad física. Cada uno de estos factores de riesgo representa un peligro para la buena salud y cuantos más tiene uno, mayor el riesgo de enfermedades del corazón y diabetes tipo 2.

farmacéutico: 1. relativo a medicamentos. Ej.: Una farmacéutica es una compañía que produce fármacos. **2.** profesional médico que prepara y distribuye medicamentos a las personas. Los farmacéuticos también proporcionan información sobre medicamentos.

fase de luna de miel: remisión temporal de la diabetes tipo 1 que a veces ocurre inmediatamente después del diagnóstico de la diabetes. Durante este periodo, es posible que el páncreas siga secretando un poco de insulina, pero con el tiempo esta secreción se detiene.

Este estado puede durar semanas, meses, un año o más.

fenómeno del alba: aumento durante la madrugada (4 a.m. a 8 a.m.) del nivel de glucosa en la sangre debido a hormonas.

fibra: Sinónimo: fibra alimentaria.

fibra alimentaria: fibra que contienen los alimentos, ya sea soluble o insoluble. Las recomendaciones generales son 25–30 gramos de fibra diaria.

fibra insoluble: fibra alimentaria que se encuentra en las partes de las plantas que el cuerpo no puede digerir (p. ej., salvado de trigo y la cáscara de frutas y vegetales); contribuye a la función normal del sistema digestivo.

fibra soluble: fibra alimentaria que se encuentra en alimentos como la avena, cebada, fruta y vegetales; puede mejorar el nivel de lípidos del suero sanguíneo.

fibrosis quística: trastorno genético en que la mucosidad del organismo se vuelve espesa, seca y pegajosa, y se acumula, lo que causa problemas con muchos de los órganos del cuerpo, especialmente los pulmones y el páncreas. Esta enfermedad causa problemas de respiración, nutrición, digestión, crecimiento y desarrollo.

fisiólogo del ejercicio: especialista capacitado en ciencias del ejercicio y acondicionamiento físico que puede ayudar a los pacientes a planear un régimen de ejercicio seguro y eficaz.

fotocoagulación: tratamiento con cirugía láser para la retinopatía diabética proliferativa o edema macular. Se usa un fuerte rayo de luz (láser) para cauterizar las hemorragias o derrames en los vasos capilares del ojo y eliminar vasos adicionales que no deberían haber crecido allí.

frecuencia cardíaca: número de veces que el corazón late en 1 minuto; pulso.

fructosa: azúcar natural en la fruta y miel; tiene 4 calorías por gramo.

G

gangrena: muerte de tejidos del cuerpo, frecuentemente causada por una infección o la falta de circulación; puede requerir amputación.

gastroparesis: tipo de neuropatía que afecta el estómago. Puede hacer que no se digieran los alimentos completamente o que la digestión se retrase, lo que produce náuseas, vómitos o hinchazón, lo que dificulta el control del nivel de glucosa en la sangre.

gen: unidad biológica básica de genética, compuesta por una secuencia de ADN.

genética: estudia la manera en que se trasmiten las enfermedades, cualidades o características particulares de padres a hijos; estudio de la herencia.

gingivitis: enfermedad de las encías caracterizada por inflamación y sangrado.

glándula: grupo de células que secreta sustancias, como hormonas, en el torrente sanguíneo.

glándula endocrina: grupo de células especializadas en la secreción de hormonas en la sangre. Ej.: Los islotes en el páncreas, que segregan insulina, son glándulas endocrinas.

glándula pituitaria: glándula endocrina en la base del cerebro que produce hormonas y ayuda a regular el metabolismo, la presión arterial, el crecimiento y la función de la glándula tiroides.

glándula tiroides: glándula endocrina en el cuello que regula el crecimiento y metabolismo.

glaucoma: enfermedad causada por el incremento de la presión dentro del ojo. Si no recibe tratamiento, puede hacer que se pierda la vista.

gliburida: medicamento oral usado en el tratamiento de la diabetes tipo 2 y del tipo de medicamentos llamados sulfonilureas. Marcas: DiaBeta, Glynase PresTab, Micronase.

glimepirida: medicamento oral usado en el tratamiento de la diabetes tipo 2 y parte del tipo de medicamentos llamados sulfonilureas. Marca: Amaryl.

glipizida: medicamento oral usado en el tratamiento de diabetes tipo 2 y parte de un tipo de medicamentos llamados sulfonilureas. Marca: Glucotrol, Glucotrol XL.

glóbulo rojo: célula en el plasma sanguíneo que contiene hemoglobina, que permite que trasporte oxígeno al resto del cuerpo. Sinónimo: eritrocito. Abrev.: RBC.

glóbulos blancos: tipo de célula en el sistema inmunitario que ayuda al cuerpo a combatir infecciones y enfermedades; hay muchos tipos, incluidos linfocitos y macrófagos. Abrev.: WBC.

glomérulo: pequeño conjunto de vasos capilares arqueados en el riñón que filtran la sangre y extraen las sustancias de desecho.

glucagón: hormona producida por las células alfa del páncreas que aumenta el nivel de glucosa en la sangre. Un tipo inyectable de glucagón, que requiere receta médica, se puede usar para el tratamiento de hipoglucemia severa.

glucemia: concentración de glucosa en la sangre.

glucocorticoide: compuesto de la familia de corticosteroides; cambia el metabolismo, reduce la inflamación y disminuye la respuesta inmunitaria; se puede producir naturalmente (hormonas) o sintéticamente (medicamentos).

glucógeno: tipo de glucosa almacenada que se encuentra en el hígado y los músculos.

glucosa: una de las formas más simples de carbohidrato; azúcar simple que se encuentra en la sangre y sirve como la principal fuente de energía del cuerpo. También se puede ingerir para el tratamiento de la hipoglucemia (p. ej., tableta o gel de glucosa). Sinónimo: dextrosa.

glucosa en la sangre: el principal tipo de azúcar que se encuentra en la sangre y la principal fuente de energía del organismo; también denominada azúcar en la sangre.

glucósido de esteviol: endulzante artificial de pocas calorías y sin valor nutricional; derivado de la planta stevia de Sudamérica: Truvia.

glucosuria: presencia de glucosa en la orina.

gluten: tipo de proteína que se encuentra en el trigo, centeno, cebada y ciertos otros granos, incluidas las harinas más comunes; también se puede encontrar en ciertos medicamentos y en algunos artículos que se venden en tiendas (p. ej., algunas marcas de salsa de soja).

gramo: unidad de peso del sistema métrico; 1 onza equivale a 28 gramos.

granos integrales: alimento en que se usan los granos enteros de un cereal (p. ej., cebada, maíz, avena, trigo y centeno); se cree que aportan beneficios adicionales a la salud porque contienen fibra alimentaria, antioxidantes, minerales y vitaminas. Entre los productos comunes con granos integrales están la harina de avena, las palomitas de maíz, el arroz integral, la harina de trigo integral y el pan de trigo integral.

grasa: **1.** uno de los principales nutrientes en los alimentos. Los alimentos con grasa incluyen la mantequilla, margarina, aliño de ensalada, aceite, nueces, carne de res y aves de corral, pescado y ciertos productos lácteos. **2.** cualquiera de los diversos tipos de grasa que se encuentra en los alimentos, incluidas las grasas monoinsaturadas, los ácidos grasos omega 3, la grasa poliinsaturada, la grasa saturada y las grasas trans. **3.** exceso de calorías almacenadas en el tejido adiposo (también conocida como grasa corporal), que aportan una reserva de energía al cuerpo, y una forma de amortiguación y protección. **4.** cuando se encuentra en el cuerpo, particularmente en el torrente sanguíneo, generalmente se denomina lípido o triglicérido.

grasa en la sangre: lípido (o grasa) que una lipoproteína trasporta en la sangre; por lo general, se usa en referencia al colesterol y los triglicéridos.

grasa monoinsaturada: tipo de grasa alimentaria "saludable" que se encuentra en algunos alimentos vegetales, particularmente el aceite de oliva y canola, e incluye los aguacates, las nueces y la mantequilla de maní; usualmente en forma líquida cuando está a temperatura ambiente.

grasa poliinsaturada: tipo de grasa alimentaria "saludable" que se encuentra en grandes cantidades en ciertos alimentos vegetales, particularmente los aceites, como los de cártamo, girasol, aceite de algodón, soja y maíz; también se encuentra en la margarina; por lo general tiene forma líquida cuando está a temperatura ambiente.

grasa saturada: grasa que se encuentra principalmente en los alimentos de origen animal como la carne y los productos lácteos, pero también en algunos aceites, como el de palma y coco; puede aumentar el nivel de colesterol LDL; con frecuencia es una grasa sólida a temperatura ambiente.

H

HbA_{1c}: Sinónimo: hemoglobina glucosilada.

hemodiálisis: tipo de diálisis en que una máquina llamada dializador se usa para filtrar la sangre en sustitución de los riñones, que han dejado de funcionar; por lo general es un procedimiento largo que toma de 3–4 horas y se realiza tres veces por semana.

hemoglobina: la proteína en los glóbulos rojos que trasporta el oxígeno a las células.

hemoglobina glucosilada: tipo de hemoglobina que se une a la glucosa; la cantidad de hemoglobina glucosilada aumenta en las personas con diabetes, y se puede medir para determinar el nivel promedio de glucosa en la sangre durante cierto periodo (ver A1C o prueba de hemoglobina glucosilada). Con frecuencia se reporta junto con el promedio aproximado de glucosa o eAG (Estimated Average Glucose) por su sigla en inglés. Sinónimos: hemoglobina A1c, glicohemoglobina. Abrev.: GHb (Glycated Hemoglobin), HbA_{1c} (Hemoglobin A1C).

hemorragia: sangrado repentino y anormal, generalmente con mucha sangre, que sucede dentro o fuera del cuerpo.

herencia: la trasmisión de una característica de padre a hijo.

hígado: órgano que convierte los alimentos en energía, elimina el alcohol y las toxinas de la sangre, produce proteínas, almacena glucógeno y produce bilis, una sustancia que procesa la grasa y ayuda a eliminar los desechos del cuerpo.

hiperglucemia: nivel muy alto de glucosa en la sangre; los síntomas incluyen sed (polidipsia), micción (poliuria) y hambre (polifagia) excesivos; con frecuencia, un nivel más moderado de hiperglucemia no produce síntomas.

hiperglucemia de rebote: cambio marcado en el nivel de glucosa en la sangre después de la hipoglucemia. Sinónimo: efecto de Somogyi.

hiperinsulinemia: trastorno en que el nivel de insulina en la sangre es más alto de lo normal; lo causa la producción excesiva de insulina por el organismo; está relacionada con la resistencia a la insulina.

hiperlipidemia: nivel de triglicéridos o colesterol en la sangre superior al normal.

hipernatremia: trastorno caracterizado por una cantidad excesiva de sodio en la sangre, generalmente debido a la falta de líquido en el cuerpo; puede ser indicio de diabetes insípida.

hipertensión: trastorno que se presenta cuando la sangre fluye por los vasos sanguíneos con una fuerza superior a la normal, lo que puede exigir un esfuerzo excesivo por el corazón, dañar los vasos sanguíneos y aumentar el riesgo de ataque al corazón, derrame y enfermedades de los riñones. Sinónimo: presión alta. Abrev.: HTN.

hipertiroidismo: trastorno que se caracteriza por la actividad excesiva de la glándula tiroides, que produce un exceso de hormonas tiroideas. El funcionamiento excesivo está relacionado con el agrandamiento de la glándula tiroidea y puede producir la aceleración de la frecuencia cardiaca, nerviosismo e hipertensión; esto puede dificultar el control de la glucosa en la sangre en las personas con diabetes. Con frecuencia se debe a la autoinmunidad y es más común en personas con diabetes tipo 1.

hipertrofia: agrandamiento de un tejido u órgano.

hipoglucemia: trastorno caracterizado por un nivel anormalmente bajo de glucosa en la sangre, por lo general de menos de 70 mg/dL; los síntomas incluyen hambre, nerviosismo, temblores, traspiración, mareos, sensación de desvanecimiento, somnolencia y confusión. Sin tratamiento, la hipoglucemia puede causar la pérdida del conocimiento. Sinónimo: reacción a la insulina.

hipoglucemia inadvertida: estado en que la persona no siente o reconoce los síntomas de la hipoglucemia; es común en personas que tienen diabetes desde hace mucho tiempo y un factor de riesgo para la hipoglucemia severa. Sinónimo: insensibilidad a la hipoglucemia

hiponatremia: nivel anormalmente bajo de sodio en la sangre. Este trastorno tiene el potencial de ser muy peligroso y puede ocurrir a raíz de quemaduras, vómitos, diarrea, uso de diuréticos (particularmente tiazidas), enfermedades del corazón e insuficiencia cardiaca.

hipotensión: presión baja o una disminución repentina de la presión arterial; puede suceder cuando la persona se levanta rápidamente tras estar sentada o reclinada, lo que puede causar mareos o desmayos.

hipotiroidismo: trastorno en el que la glándula tiroidea produce insuficientes hormonas tiroideas. El bajo nivel de hormonas causa fatiga, aumento de peso, estreñimiento, piel reseca y sensibilidad al frío, y puede dificultar el control de la glucosa en la sangre en personas con diabetes. A menudo se debe a la autoinmunidad y es más común en personas con diabetes tipo 1.

historia médica: lista de las enfermedades previas y actuales de la persona, síntomas, medicamentos y factores de riesgo para la salud.

hormona: sustancia química producida en una parte del cuerpo y secretada en la sangre para producir o regular ciertas funciones particulares del cuerpo. Las hormonas sintéticas, producidas para su uso como medicamentos, pueden ser iguales o diferentes a aquellas producidas por el organismo. Ej.: La insulina es una hormona producida por el páncreas que les dice a las demás células cuándo usar la glucosa como fuente de energía.

hormona contrarreguladora: hormona que se secreta durante situaciones estresantes o en respuesta a la hipoglucemia, como el glucagón, epinefrina (adrenalina), norepinefrina, cortisol y hormona del crecimiento. Estas hormonas hacen que el hígado secrete glucosa y que las células de grasa secreten ácidos grasos como fuente adicional de energía. Si el organismo no tiene suficiente insulina, cuando se secretan estas hormonas, se puede producir la hiperglucemia y cetoacidosis diabética.

hormona del estrés: Sinónimo: hormona contrarreguladora.

humor vítreo: líquido gelatinoso detrás del lente (cristalino) del ojo y frente la retina.

I

impotencia: Sinónimo: disfunción eréctil; complicación de la diabetes.

incidencia: frecuencia con la que ocurre una enfermedad; el número de casos nuevos de la enfermedad entre cierto grupo de personas durante cierto tiempo.

incontinencia: pérdida de control de la vejiga o los intestinos; pérdida involuntaria de orina o heces.

incretina: tipo de hormona producida por los intestinos que hace que las células beta de los islotes del páncreas produzcan más insulina después de comer, incluso antes de que el nivel de glucosa en la sangre se eleve.

índice de masa corporal: método para evaluar el peso del cuerpo en relación a la estatura, expresado como peso en kilogramos dividido por estatura en metros a la segunda potencia (kg/m^2); se usa para determinar las siguientes categorías: peso insuficiente, peso normal, sobrepeso u obesidad. Esta medida está asociada con la grasa en el cuerpo. Abrev.: BMI.

índice glucémico: clasificación de alimentos que contienen carbohidratos, en base al efecto de los alimentos en el nivel de glucosa en la sangre en comparación con un alimento estándar de referencia.

infarto del miocardio: interrupción del suministro de sangre al músculo del corazón debido al angostamiento u obstrucción de vasos sanguíneos, lo que causa daño al músculo y la posibilidad de muerte. Sinónimo: ataque al corazón.

infección: cuando el cuerpo sufre la invasión de un agente infeccioso, como bacterias, hongos o virus, y que posiblemente resulte en una enfermedad. Las personas con un mal control de la diabetes tienen un riesgo más alto de infección debido a que un alto nivel de glucosa en la sangre disminuye la eficacia de los glóbulos blancos.

inflamación: respuesta del organismo a una infección y lesión que se caracteriza en sus formas más serias por dolor, ardor, enrojecimiento, hinchazón y pérdida de la función. Estudios científicos indican que la inflamación anormal tal vez contribuya a las enfermedades cardiovasculares y diabetes tipo 2.

infusión subcutánea continua de insulina: método que usan las bombas de insulina para inyectarla. Producen la secreción constante de pequeñas cantidades de insulina basal bajo la piel (subcutáneamente). Abrev.: CSII.

inhibidor de alfa glucosidasa: tipo de medicamento oral para la diabetes tipo 2 que bloquea las enzimas que digieren los carbohidratos en los alimentos. El resultado es un aumento más lento y menor de la glucosa en la sangre después de las comidas. Nombre genérico: acarbosa, miglitol. También se le llama inhibidor de α-glucosidasa.

inhibidor de dipeptidil peptidasa 4: tipo de agente hipoglucémico oral que bloquea la acción de la dipeptidil peptidasa 4. Cuando se bloquea la acción de la dipeptidil peptidasa 4, se prolonga la acción del péptido tipo 1 análogo al glucagón, lo que permite la secreción de más insulina para contrarrestar un alto nivel de glucosa en la sangre. Ej.: vildagliptina, sitagliptina.

inhibidor del cotrasportador sodio-glucosa tipo 2 (SGLT2): medicamento usado en el tratamiento de la diabetes tipo 2. SGLT2 es una proteína que ayuda a que los riñones absorban glucosa. El inhibidor de SGLT2 impide que SGLT2 tenga efecto y por lo tanto aumenta la cantidad de glucosa eliminada por la orina. Esto reduce el nivel de glucosa en la sangre. Marca: Invokana, Farxiga, Jardiance.

inhibidores de la enzima conversora de angiotensina: medicamento oral que baja la presión arterial. En particular, ayuda a las personas con diabetes que tienen proteína (albúmina) en la orina, a retrasar el daño a los riñones. Abrev.: ACE.

injerto de derivación arterial coronaria: procedimiento quirúrgico en que un vaso sanguíneo saludable de otra parte del cuerpo (generalmente las piernas) se trasplanta en el corazón para remplazar o derivar uno enfermo. Abrev.: CABG. Sinónimo: baipás o bypass.

inmunidad: estado en que el cuerpo puede resistir cierta enfermedad. Se desarrolla o adquiere solamente para enfermedades específicas y su duración varía.

inmunización: **1.** proceso usado para crear inmunidad (o resistencia) a una enfermedad específica. **2.** Sinónimo: vacuna. Se expone a la persona a un agente (llamado antígeno) con el propósito de hacer que el sistema inmunitario ataque a ese agente en particular. Si el organismo tiene una respuesta inmunitaria, queda protegido de esa enfermedad específica en el futuro.

inmunosupresión: trastorno que inhibe o detiene el sistema inmunitario del cuerpo y su capacidad de combatir infecciones o enfermedades; lo puede causar una enfermedad (como el VIH) o lograrse a propósito con inmunosupresores (p. ej., para impedir el rechazo de órganos en pacientes que reciben trasplantes).

inmunosupresor: medicamento que suprime las reacciones inmunitarias naturales, es decir, causa la inmunosupresión; se les da a los pacientes que reciben trasplantes para impedir el rechazo del órgano o a los pacientes con enfermedades autoinmunes.

instructor de diabetes: profesional de servicios médicos que les enseña a las personas con diabetes a controlarla. Algunos instructores de diabetes están diplomados (certified diabetes educators o CDE). Los instructores de diabetes trabajan en los hospitales y consultorios médicos, y brindan atención a domicilio, entre otros.

instructor diplomado de diabetes: profesional de salud experto en la educación sobre la diabetes, que cumple con los requisitos y aprobó el examen para diplomarse. Abrev.: CDE.

insuficiencia cardiaca: disminución en la capacidad de bombeo del corazón, lo que hace que se acumule líquido en el cuerpo, especialmente los pies y pulmones.

insuficiencia renal: trastorno en que los riñones dejan de funcionar debidamente. Hay dos tipos: **1.** enfermedad crónica en que el cuerpo retiene líquidos, lo que hace que se acumulen toxinas en el cuerpo. Esta enfermedad pone en peligro la vida y por lo general requiere diálisis o un trasplante de riñón. Sinónimo: nefropatía terminal. **2.** insuficiencia renal aguda, que puede ser a causa de septicemia, una infección bacteriana o mucha pérdida de sangre; puede ser fatal, pero existe la posibilidad de que los riñones sanen y se recuperen del todo.

insulina: hormona polipéptida que ayuda al organismo a usar la glucosa como fuente de energía; la crean las células beta del páncreas. Todos los animales (incluidos los seres humanos) requieren insulina para sobrevivir. Como medicamento, se puede inyectar o administrar con una bomba.

insulina 50/50: insulina previamente mezclada que es 50% de insulina de acción intermedia y 50% insulina de acción regular (a corto plazo).

insulina aspart: insulina de acción rápida que, en promedio, comienza a reducir el nivel de glucosa en la sangre de 10–20 minutos tras la inyección, tiene el efecto más potente 30–60 minutos después de la inyección y sigue surtiendo efecto 3–5 horas después de la inyección. Marca: Novolog.

insulina basal: 1. insulina de acción intermedia o prolongada que se absorbe lentamente y le da al organismo un nivel bajo y parejo de insulina para controlar el nivel de glucosa en la sangre entre comidas, imitando así la secreción natural del cuerpo, que produce de manera constante una pequeña cantidad de insulina. **2.** la secreción constante de pequeñas cantidades de insulina por una bomba de insulina.

insulina de acción breve: tipo de insulina que comienza a reducir el nivel de glucosa en la sangre 30 minutos después de la inyección y tiene su mayor efecto 2–5 horas después de la inyección. Sinónimo: insulina regular.

insulina de acción intermedia: tipo de insulina que comienza a bajar el nivel de glucosa en la sangre de 1–2 horas después de una inyección y que tiene su mayor efecto 6–12 horas después de la inyección. Sinónimo: insulina isofánica o NPH. Marca: ReliOn/Novolin N, Humulin N.

insulina de acción rápida: tipo de insulina que comienza a bajar el nivel de glucosa en la sangre 5–10 minutos después de la inyección y que tiene su mayor efecto aproximadamente de 90 minutos a dos horas tras la inyección. Ej.: insulina aspart, insulina lispro, insulina glulisina.

insulina de base: Sinónimo: insulina basal.

insulina de larga duración: insulina basal que comienza a reducir el nivel de glucosa en la sangre 4–6 horas después de la inyección y tiene mayor efecto 10–18 horas después de la inyección. Ej.: insulina detemir, insulina glargina.

insulina degludec: insulina basal de muy larga duración que actualmente se vende en el mundo pero aún no ha recibido aprobación en Estados Unidos. Como parte de una nueva generación de análogos de insulina, secreta insulina lentamente en el sistema circulatorio, lo que permite que surta efecto durante más tiempo. Es una opción para pacientes que necesitan un régimen más flexible de insulina. Marca: Tresiba.

insulina detemir: análogo de insulina de duración prolongada que se utiliza como insulina basal. Marca: Levemir.

insulina en bolo: cantidad adicional de insulina para cubrir un incremento previsto de glucosa en la sangre, con frecuencia relacionado con un bocadillo o comida.

insulina glargina: análogo de la insulina basal de acción prolongada, que en promedio comienza a bajar el nivel de glucosa en la sangre 1 hora después de la inyección y sigue surtiendo efecto de manera relativamente uniforme durante aproximadamente 24 horas tras la inyección. Marca: Lantus.

insulina glulisina: análogo de la insulina de acción rápida. En promedio, la insulina glulisina comienza a reducir el nivel de glucosa en la sangre 15 minutos después de la inyección. Tiene su mayor efecto de 1 a 1 1/2 horas después de la inyección y su efecto continúa aproximadamente 3 horas tras la inyección. Marca: Apidra.

insulina inhalada: insulina de acción rápida que viene en polvo y se administra con un dispositivo portátil (llamado inhalador) que permite que la persona respire la insulina. Marca: Afrezza.

insulina lispro: insulina de acción rápida. En promedio, la insulina lispro comienza a reducir el nivel de glucosa en la sangre 5 minutos después de la inyección y tiene su efecto más fuerte de 30 minutos a 1 hora después de la inyección, pero sigue surtiendo efecto durante 3 horas después de la inyección. Marca: Humalog.

insulina NPH: insulina de acción intermedia; NPH es la sigla en inglés de protamina neutral Hagedorn (neutral protamine Hagedorn). La protamina es una proteína que, cuando se agrega a la insulina regular, retrasa su inicio y prolonga su duración. La insulina NPH comienza a bajar la glucosa en la sangre 1–2 horas después de la inyección y alcanza su máxima potencia 6–10 horas después de la inyección, pero sigue surtiendo efecto aproximadamente 10 horas después de la inyección. Sinónimo: insulina N.

insulina premezclada: combinación producida comercialmente de dos tipos diferentes de insulina. Ej.: insulina 50/50, insulina 75/25 e insulina 70/30.

insulina regular: insulina de acción breve que es idéntica en términos moleculares a la insulina producida por el cuerpo. En promedio, la insulina regular comienza a reducir el nivel de glucosa en la sangre 30 minutos después de la inyección bajo la piel y tiene su mayor efecto 2–5 horas después de la inyección pero sigue surtiendo efecto 5–8 horas después de la inyección. A veces se administra de manera intravenosa en hospitales. Sinónimo: insulina R.

insulinoma: tumor poco frecuente de las células beta en el páncreas; puede causar la producción excesiva de insulina, lo que resulta en hipoglucemia.

intravenoso: inyectado directamente en una vena. Abrev.: IV.

inyección: proceso que usa una jeringa y aguja para introducir medicamento líquido (p. ej., insulina) o nutrientes en el cuerpo.

inyección intramuscular: insertar un medicamento líquido en un músculo con una jeringa. Ej.: El glucagón se puede administrar por inyección intramuscular para el tratamiento de la hipoglucemia.

inyector a presión: dispositivo que usa presión en vez de una aguja para introducir insulina en el cuerpo a través de la piel.

inyector de insulina: dispositivo para inyectar insulina; se parece a una pluma fuente y contiene cartuchos de insulina; con frecuencia se usa un dial para fijar la dosis de insulina; la mayoría de los inyectores son desechables, pero algunos se pueden llenar con cartuchos nuevos.

islotes de Langerhans: Sinónimo: células de islotes. Llevan el nombre del anatomista alemán Paul Langerhans, quien las descubrió en 1869.

isquemia: suspensión total o disminución del riego sanguíneo a un órgano u otra parte del cuerpo; lo pueden causar diversas situaciones, entre ellas aterosclerosis, hipotensión y taquicardia. Sin tratamiento, puede resultar en necrosis de la parte del cuerpo u órgano afectado. Ej.: ataque al corazón, derrame, gangrena.

J

Janumet: medicamento oral combinado para la diabetes que contiene sitagliptina (inhibidor de dipeptidil peptidasa 4) y metformina (biguanida); se usa en el tratamiento de la diabetes tipo 2.

Jentadueto: medicamento que contiene linagliptina (inhibidor de dipeptidil peptidasa 4) y metformina (biguanida); se usa en el tratamiento de la diabetes tipo 2.

jeringa: dispositivo usado para inyectar medicamentos u otros líquidos en los tejidos del cuerpo. La jeringa para la insulina tiene un tubo plástico hueco con un émbolo dentro, una pequeña aguja en la punta, y también marcas de unidades.

juanete: bulto en la primera articulación del pulgar del pie, por la hinchazón de un saco de líquido debajo de la piel, debido a articulaciones genéticamente débiles o calzado incómodo; el punto puede enrojecerse, infectarse y doler; sin tratamiento puede resultar en infección severa.

K

Kazano: medicamento combinado que contiene alogliptina (inhibidor de dipeptidil peptidasa 4) y metformina (biguanida); se usa en el tratamiento de la diabetes tipo 2.

kilocaloría: unidad métrica que equivale a la cantidad de calor que se requiere para elevar la temperatura de 1 kilogramo de agua en 1 grado Celsius; en nutrición, se usa para medir la cantidad de energía producida por los alimentos. [Uso: la palabra "caloría" (en nutrición) es la más utilizada y es la versión abreviada de este término: "kilocaloría".] Sinónimo: caloría.

Kombiglyze XR: medicamento combinado que contiene saxagliptina (inhibidor de dipeptidil peptidasa 4) y metformina (biguanida); se usa en el tratamiento de la diabetes tipo 2.

L

lactosa: tipo de azúcar que se encuentra en la leche y los productos lácteos.

lanceta: agujita que se usa a fin de obtener una gota de sangre para medirse la glucosa.

lancetero: dispositivo accionado por un resorte y usado para punzar la piel con una pequeña aguja a fin de obtener una gota de sangre para medirse la glucosa.

Ley de Cuidado de Salud a Bajo Precio (Affordable Care Act): nueva ley que reformó el seguro médico para reducir su precio, hacerlo más accesible y mejorar su calidad. Se creó un mercado para comparar planes de seguro médico. Se ofrecen créditos tributarios a familias de ingresos medios o bajos a fin de ayudarlas a pagar las primas. Conforme a esta ley, no se les puede negar cobertura a los consumidores con enfermedades preexistentes. Abrev.: ACA.

Ley de Estadounidenses con Discapacidades (Americans with Disabilities Act): ley promulgada en 1990 que prohíbe la discriminación contra las personas discapacitadas, especialmente respecto a empleo y programas del gobierno. Se define discapacidad como una limitación física o mental que limita considerablemente una o más de las actividades principales en la vida de la persona.

Ley de Traslado y Responsabilidad del Seguro Médico (Health Insurance Portability and Accountability Act): ley promulgada en 1996 conforme a la cual las aseguradoras y los empleadores no pueden tener seguros con normas que discriminan contra los trabajadores debido a su salud. Todos los empleados que reúnen ciertos requisitos para un plan de seguro médico deben poder inscribirse al mismo precio. La ley también dispone la protección de información médica personal de muchas maneras y establece un estándar nacional para la seguridad electrónica que todas las empresas deben usar. Abrev.: HIPAA.

Ley General Consolidada de Conciliación Presupuestaria (Consolidated Omnibus Budget Reconciliation Act): Ley del gobierno federal promulgada en 1986. Conforme a ella, los empleadores con más de 20 empleados deben permitir que los ex empleados y sus dependientes retengan la misma póliza de seguro médico con la misma cobertura de 18–36 meses tras dejar el trabajo. Los ex empleados deben pagar por la cobertura y se les puede cobrar hasta 2%. El seguro se puede usar hasta obtener cobertura por medio del mercado de la Ley de Cuidado de Salud a Bajo Precio (Affordable Care Act). Abrev.: COBRA.

Ley sobre la Educación de Personas con Discapacidades (Individuals with Disabilities Education Act): ley que garantiza la educación pública gratuita a los niños con discapacidades; si la diabetes afecta la capacidad del niño para aprender, por lo general reúnen los requisitos de amparo por esta ley y con frecuencia reciben un Programa Individualizado de Educación: IDEA.

limitación de la movilidad articular: trastorno en que las articulaciones se hinchan y la piel de las manos se pone gruesa, tensa y cerosa, lo que limita la capacidad de movimiento de las articulaciones; puede afectar los dedos y brazos, como también otras articulaciones del cuerpo; se presenta en personas que tienen diabetes tipo 1 desde hace tiempo, como resultado de la enfermedad microvascular. Sinónimo: queiroartropatía. Abrev.: LJM.

linagliptina: medicamento oral para la hipoglucemia que se usa en el tratamiento de la diabetes tipo 2. Pertenece al tipo de medicamentos llamados inhibidores de dipeptidil peptidasa 4. Marca: Tradjenta.

linfocito: tipo de glóbulo blanco que es parte del sistema inmunitario del cuerpo y desempeña un papel importante e integral en defender al cuerpo de enfermedades. Hay dos categorías amplias de linfocitos: las células T (linfocitos T) y las células B (linfocitos B).

lípido: término para la grasa del cuerpo, que el organismo generalmente procesa y usa como fuente de energía.

lipoatrofia: pérdida de grasa debajo de la piel que produce pequeñas hendiduras; se puede producir después de ponerse inyecciones de insulina en el mismo punto muchas veces.

lipodistrofia: defecto en el procesamiento o acumulación de grasa bajo la superficie de la piel, que causa bultos o pequeñas hendiduras en esta; se puede producir después de ponerse inyecciones de insulina en el mismo punto muchas veces. Ej.: lipohipertrofia, lipoatrofia.

lipohipertrofia: acumulación de grasa bajo la superficie de la piel que produce bultos; se puede producir después de ponerse inyecciones de insulina en el mismo punto muchas veces.

lipólisis: proceso que aprovecha la grasa almacenada en las células de grasa; este proceso puede secretar cetonas en el torrente sanguíneo.

lipoproteína: proteína que viaja por el torrente sanguíneo con el propósito de llevar lípidos a las células.

liraglutida: agonista del péptido tipo 1 análogo al glucagón (GLP1 por su sigla en inglés) que se inyecta; se usa para mejorar el control de la glucosa en la sangre en adultos con diabetes tipo 2. El uso en niños no se ha aprobado. Marca: Victoza.

lista de intercambios: ver opciones de alimentos.

M

macroalbuminuria: trastorno caracterizado por la gran cantidad de albúmina en la orina; indicio de riesgo futuro de insuficiencia renal terminal.

macrosomia: trastorno de tener un tamaño anormalmente grande; en la diabetes, se refiere a los bebés anormalmente grandes que pueden tener las mujeres con diabetes.

mácula: parte de la retina del ojo que se usa para leer y ver detalles.

manitol: alcohol de azúcar que, cuando se toma en exceso, tiene un efecto laxante (causa diarrea); se puede usar de manera intravenosa en el tratamiento de presión cerebral alta.

mastopatía diabética: trastorno poco común de tejido fibroso en los senos o pechos, que se presenta en mujeres y a veces en hombres con una larga historia de diabetes. Los bultos no son malignos y se pueden extirpar con cirugía, aunque con frecuencia vuelven a presentarse.

máximo nivel tolerable de consumo (Tolerable Upper Intake Level): uno de los cuatro valores de referencia del Consumo Alimentario de Referencia (Dietary Reference Intake); el más alto nivel de consumo diario de un nutriente que probablemente no aumente el riesgo de tener un efecto adverso en la salud. Si el consumo aumenta por encima del máximo nivel tolerable de consumo, aumenta el riesgo de efectos adversos. Abrev.: UL.

Medicaid: programa federal y estatal de ayuda con el seguro de atención médica que se presta a personas discapacitadas, de muy bajos ingresos o niños. Cada estado determina individualmente el nivel de ingresos que deben tener las personas para beneficiarse del programa.

medicamento combinado: pastilla que incluye dos o más medicamentos diferentes; con frecuencia se usa para reducir el costo y número de pastillas que toma el paciente.

medicamento de venta libre o sin receta: medicamento que se puede comprar sin receta y sin ir al médico. Ej.: remedios para el resfrío, aspirina. Abrev.: OTC.

Medicare: programa federal de seguro médico para personas mayores de 64 y para ciertas personas con discapacidades que no pueden trabajar, como también para personas con enfermedad renal terminal. Medicare tiene dos partes principales: la A y la B. La parte A ayuda a pagar la atención médica que prestan los hospitales, centros de enfermería especializada, residencias para enfermos terminales y centros de convalecencia. La Parte B ayuda a pagar servicios de proveedores de salud y ambulancia, pruebas de diagnóstico, servicios hospitalarios ambulatorios, fisioterapia ambulatoria, terapia del habla y equipo y suministros médicos. En el año 2005, se actualizó la Parte B para incluir servicios relacionados con la diabetes, incluidas las pruebas de despistaje de diabetes, instrucción sobre el cuidado propio de la diabetes, terapia médica nutricional y suministros para la diabetes, como monitores de glucosa, tiras de prueba, lanceteros, lancetas, soluciones de control y, a veces, calzado ortopédico. La Parte B de Medicare solo paga la insulina si es médicamente necesaria y si se usa con una bomba de insulina; sin embargo, es posible que lo cubra la Parte D de Medicare (cobertura de medicamentos recetados). Las partes B y D de Medicare son esenciales para las personas con diabetes que reúnen los requisitos para la cobertura de Medicare.

medicina alternativa: rama de medicina complementaria y alternativa que se usa, ya sea junto con tratamientos convencionales para enfermedades o en vez de ellos, p. ej., cuando se usa acupuntura en el tratamiento de una enfermedad.

medicina complementaria y alternativa: amplio grupo de sistemas, prácticas y productos médicos y de salud que actualmente no se consideran parte de la medicina convencional debido a que no hay pruebas o investigación suficiente al respecto. Ej.: aromaterapia, yoga, suplementos nutricionales. Abrev.: CAM.

médico: doctor; proveedor de servicios de salud que ha recibido un grado avanzado y capacitación en el diagnóstico y tratamiento de enfermedades.

medidor de glucosa en la sangre: maquinita portátil que usan las personas con diabetes para medir el nivel de glucosa en la sangre. Tras pincharse la piel con una lanceta, colocan una gota de sangre en una tira de prueba en la máquina, y luego el medidor (o monitor) indica el nivel de glucosa en la pantalla digital. En desuso: glucómetro.

Medigap: plan adicional de seguro médico que venden las compañías privadas de seguros para pagar algunos de los costos no cubiertos por Medicare (por lo tanto, paga las "brechas" (gaps) en la cobertura de Medicare). Las pólizas deben cumplir con las leyes federales y estatales, y se deben designar como Seguro Complementario de Medicare. Los planes varían de una aseguradora a otra, por lo que es necesario evaluar los beneficios de los planes individuales de Medigap.

meglitinida: tipo de medicamento oral para la diabetes tipo 2; reduce el nivel de glucosa al ayudar al páncreas a producir más insulina después de las comidas. Nombre genérico: repaglinida.

metabolismo: término general para la forma en que las células alteran los alimentos químicamente a fin de que se puedan usar para almacenar o quemar energía, y producir la proteína, grasa y azúcar que necesita el organismo.

metabolismo de la glucosa: proceso con el que se convierte la glucosa en energía.

metformina: medicamento oral del tipo de biguanidas, utilizado en el tratamiento de la diabetes tipo 2. Marcas: Glucophage, Glucophage XR.

microalbuminuria: trastorno que ocurre cuando hay una pequeña cantidad de albúmina en la orina; síntoma inicial de nefropatía, que generalmente se trata con un mejor control de la glucosa en la sangre, reducción de la presión arterial y uso de medicamentos específicos para la hipertensión.

microaneurisma: hinchazón menor que se forma en el interior de los vasos capilares; se pueden reventar y la sangre se derrama en el tejido cercano. Las personas con diabetes pueden tener microaneurismas en la retina de los ojos.

mielopatía diabética: daño a la médula espinal que se presenta en algunas personas con diabetes.

miglitol: medicamento oral usado en el tratamiento de la diabetes tipo 2, del tipo de medicamentos llamados inhibidores de alfa glucosidasa. Marca: Glyset.

miligramos por decilitro: unidad de medida que indica la concentración de una sustancia en una cantidad específica de líquido. En Estados Unidos, se usa para indicar el nivel de glucosa en la sangre y en otros análisis; otros países usan milimoles por litro. Para hacer la conversión de glucosa en miligramos por decilitro a milimoles por litro, multiplicar mmol/L por 18. Ej.: 10 mmol/L × 18 = 180 mg/dL. Abrev.: mg/dL.

milimoles por litro: unidad de medida que indica la concentración de una sustancia en una cantidad específica de líquido. En gran parte del mundo (excepto Estados Unidos) se usa para indicar el nivel de glucosa en la sangre y en otros análisis. Para convertir glucosa en milimoles por litro en miligramos por decilitro, dividir mg/dL por 18. Ej.: 180 mg/dL ÷ 18 = 10 mmol/L. Abrev.: mmol/L.

mimético de incretina: tipo de medicamento usado en el tratamiento de la diabetes tipo 2; funciona al imitar o lograr el mismo efecto de reducir la glucosa en la sangre de la hormona incretina, que es natural. También se le denomina agonista del receptor GLP1. Nombre genérico: exenatida, liraglutida.

molécula: la unidad más pequeña de un compuesto químico que puede existir por sí sola y retener todas sus propiedades químicas; compuesta por dos o más átomos.

monitor continuo de glucosa: dispositivo que registra el nivel de glucosa día y noche de manera continua, por medio de un sensor implantado debajo de la piel. La medición se realiza con el líquido entre las células (líquido intersticial), y el nivel es muy similar al nivel de glucosa en la sangre. Este sistema se usa para medir el nivel de glucosa a fin de ayudar a identificar fluctuaciones y tendencias que de lo contrario no se detectarían con pruebas estándar de A1C y mediciones con sangre de los dedos.

monitorización no invasiva de la glucosa en la sangre: método para medir el nivel de glucosa en la sangre sin sacar una muestra de sangre. Actualmente no hay a la venta un dispositivo de este tipo.

monofilamento: trozo corto de nailon, como una cerda de cepillo de pelo, montada en una vara, que se usa para chequear la sensibilidad de los nervios de los pies; el médico lleva el filamento a la planta del pie, y el paciente dice si siente que el filamento le toca el pie.

mononeuropatía: neuropatía que afecta un solo nervio.

morbilidad: **1.** estado de enfermedad; cualquier desviación de la salud general. **2.** incidencia de enfermedad en cierta población.

mortalidad: medición de la tasa de muertes en total o de una enfermedad en particular dentro de cierta población.

MyPlate: programa del gobierno iniciado en el año 2011 que remplazó la pirámide de alimentos. Este símbolo indica que los vegetales y las frutas, en conjunto, deben constituir la mitad del plato de la cena, en el que los granos y proteínas constituyen la otra mitad, y los productos lácteos sirven de acompañamiento. El objetivo de esta guía es ayudar a la gente a crear una comida sana y balanceada sin la necesidad de medir el tamaño de las porciones. Se pueden encontrar consejos sobre cada grupo en Internet, en www.Choosemyplate.gov.

N

nateglinida: medicamento oral usado en el tratamiento de la diabetes tipo 2; pertenece al tipo de medicamentos llamados derivados de la d-fenilalanina. Marca: Starlix.

necrobiosis lipoídica diabeticórum: trastorno de la piel, por lo general en las espinillas, que se presenta en las personas con diabetes. Las lesiones pueden ser pequeñas o cubrir áreas mayores. Usualmente tienen una apariencia elevada, amarillenta y cerosa, y por lo general tienen borde púrpura.

necrosis: muerte de células o tejidos del cuerpo como resultado de una lesión, infección, inflamación o enfermedad; afecta una zona pequeña del cuerpo.

nefrólogo: médico dedicado al tratamiento de problemas con los riñones.

nefropatía: enfermedad de los riñones. La hiperglucemia e hipertensión pueden dañar los glomérulos de los riñones. Cuando hay daño de los riñones, hay presencia de proteínas en la orina. Si el daño aumenta, los riñones pierden la capacidad de eliminar desechos y líquido adicional del torrente sanguíneo.

neohesperidina DC: endulzante artificial con pocas calorías y sin valor nutricional; derivado de los cítricos y usado con frecuencia para resaltar el sabor. No cuenta con aprobación en Estados Unidos.

neotame: endulzante artificial con pocas calorías y sin valor nutricional; tipo modificado de aspartame. Fue aprobado en Estados Unidos en el año 2002. Se usa principalmente para elaborar alimentos. Marca: Newtame.

neovascularización: crecimiento de nuevos vasos sanguíneos pequeños. Si esto ocurre en la retina y no recibe tratamiento, puede causar pérdida de la visión y ceguera.

neurólogo: médico especializado en los problemas del sistema nervioso, como neuropatía o derrame.

neuropatía: enfermedad del sistema nervioso; complicación de la diabetes. Los tres tipos principales en personas con diabetes son la neuropatía periférica, neuropatía autonómica y mononeuropatía. La neuropatía periférica, es la más común y afecta principalmente las piernas y los pies.

neuropatía autónomica: enfermedad que afecta parte del sistema nervioso no sujeto a control consciente. Puede causar retrasos en el vaciado del estómago, dificultad para controlar la presión arterial y otras complicaciones.

neuropatía diabética: daño a los nervios que se presenta como complicación de la diabetes. Abrev.: DN.

neuropatía focal: trastorno que se debe al daño a un solo nervio o grupo de nervios, que por lo general desaparece en el curso de 2 semanas a 18 meses; lo causa el bloqueo de un vaso que suministra sangre al nervio o nervios, o la compresión de un nervio. Ej.: síndrome de túnel carpiano.

neuropatía periférica: daño a los nervios que afecta los pies, las piernas o las manos; causa dolor, entumecimiento y cosquilleo. Sinónimo: polineuropatía distal simétrica.

nitrógeno ureico en sangre: análisis de sangre que refleja un producto de desecho (úrea) en la sangre; normalmente los riñones la filtran de la sangre y la eliminan del organismo vía la orina. El nivel de nitrógeno ureico en la sangre se mide para evaluar la función de los riñones; un aumento indica que no están funcionando bien. Abrev.: BUN.

nivel de glucosa en la sangre: la cantidad de glucosa en una cantidad dada de sangre; a menudo se mide en miligramos de glucosa por decilitro de sangre y se expresa como mg/dL.

normoglucemia: Sinónimo: euglucemia; nivel constante y normal de glucosa en la sangre.

nutricionista: persona con capacitación en nutrición; es posible que tenga capacitación especializada.

nutricionista-dietista titulado: experto en las ciencias de los alimentos y la nutrición que se dedica a promover un estilo de vida saludable en la comunidad. Trabaja en hospitales, escuelas, clínicas de salud pública, centros de convalecencia, gimnasios, en la administración de servicios alimentarios, el sector de alimentos, investigación, consultorios privados y universidades. Los nutricionistas-dietistas titulados obtuvieron una licenciatura de una universidad o instituto superior reconocido por el Consejo de Acreditación para la Educación sobre Nutrición y Dietética (Accreditation Council for Education in Nutrition and Dietetics o ACEND) de la Academia de Nutrición y Dietética (Academy of Nutrition and Dietetics), completaron un programa aprobado de práctica y aprobaron un examen nacional de la Comisión de Titulación en Dietética (Commission on Dietetic Registration). A estos profesionales anteriormente se les llamaba dietistas diplomados (registered dietitians o RD). Abrev.: RDN.

O

obesidad: condición de una persona obesa.

obesidad mórbida: obesidad severa en que la persona tiene un índice de masa corporal (BMI por su sigla en inglés) de más de 40 kg/m^2; por lo general equivale a tener más de 100 libras de sobrepeso por encima del peso ideal.

obeso: peso anormalmente alto y poco saludable; se define como un índice de masa corporal de 30 kg/m^2 o más.

obstetra: médico que se especializa en el tratamiento de embarazadas y partos.

oftalmólogo: médico que diagnostica y trata todas las enfermedades y trastornos de los ojos; también puede recetar gafas y lentes de contacto.

opciones de alimentos: método para planificar las comidas de las personas con diabetes. Los alimentos se clasifican en siete grupos en base al contenido nutricional y una porción estandarizada: almidón, proteína, vegetales, frutas, leche y sustitutos de leche, grasa y otros carbohidratos. Esto se conocía antes como el sistema de lista de intercambios para la planificación de comidas.

óptico: profesional de salud que suministra gafas y lentes, y fabrica y adapta lentes de contacto.

optómetra: proveedor de atención primaria de los ojos que receta gafas y lentes de contacto; puede diagnosticar y tratar ciertos tipos de afecciones y enfermedades de los ojos.

organización con proveedor exclusivo: tipo de organización de atención médica administrada; específicamente, un tipo de organización con proveedores preferidos en que los miembros individuales usan médicos asignados en vez de tener la opción de una variedad de proveedores. Abrev:. EPO.

organización de atención administrada: cualquier tipo de organización que presta atención administrada a sus miembros, p. ej., una organización de proveedores exclusivos, mantenimiento de salud o proveedor preferencial.

organización de proveedores preferenciales: plan de atención administrada que hace arreglos para cobertura de servicios específicos con una red de proveedores participantes que contrata la aseguradora. Con este tipo de plan, se cubre la mayoría de los costos de atención médica cuando se recurre a un médico en la red. Abrev.: PPO.

organización para el mantenimiento de salud: tipo de organización de atención médica administrada que es un plan de seguro prepagado; los miembros pagan una prima mensual para recibir atención integral de los hospitales, consultorios y personal de la organización, que solo están a disposición de los miembros. Abrev.: HMO.

orina: líquido de desecho filtrado de la sangre por los riñones, almacenado en la vejiga y expulsado por el cuerpo al orinar.

órtesis: dispositivo mecánico, como una plantilla o férula, que contribuye al funcionamiento de articulaciones o músculos ineficientes. Sinónimo: aparato ortopédico.

Oseni: medicamento combinado que contiene alogliptina (inhibidor de dipeptidil peptidasa 4) y pioglitazona (tiazolidinediona); se usa en el tratamiento de diabetes tipo 2.

osteoporosis: trastorno caracterizado por menor masa y densidad ósea, lo que hace que los huesos se pongan frágiles y sean cada vez más susceptibles a fracturas; puede presentarse en varones (especialmente de edad avanzada) pero es más frecuente en mujeres después de la menopausia.

otorrinolaringólogo: médico que se especializa en el tratamiento de los oídos, la nariz y la garganta.

P

páncreas: glándula en forma de coma ubicada justo debajo del estómago, que produce enzimas para la digestión de los alimentos y hormonas que regulan el uso de combustibles en el cuerpo, entre ellos el glucagón y la insulina.

páncreas artificial: tecnología en vías de desarrollo que podría remplazar la función del páncreas en las personas con diabetes. Una estrategia que se estudia es el uso de equipo médico para segregar dosis de insulina en respuesta a datos en tiempo real sobre la glucosa en la sangre. Esto se llama "cerrar el círculo". Sinónimo: páncreas biónico.

páncreas biónico: Sinónimo: páncreas artificial.

pastillero: cajita con varios pequeños compartimentos que se usa para poner diferentes pastillas; es particularmente útil para las personas que toman muchos medicamentos orales en distintos horarios y días diferentes. Los compartimentos por lo general están separados por día y hora del día (p. ej., desayuno o mañana, almuerzo o tarde).

pedortista: profesional médico que se especializa en calzado de personas con discapacidades o deformidades, y que puede fabricar zapatos especiales u órtesis (p. ej., plantillas especiales para los zapatos).

péptido C: abreviatura de "péptido de conexión", sustancia que segregan las células beta en el torrente sanguíneo en cantidad similar a la insulina; medir el nivel de péptido C revela cuánta insulina produce el organismo.

péptido de conexión: Sinónimo: péptido C.

péptido insulinotrópico dependiente de glucosa: incretina que estimula la secreción de insulina. También llamado polipéptido inhibidor gástrico. Abrev.: GIP.

péptido tipo 1 análogo al glucagón: incretina que aumenta la secreción de insulina del páncreas. Los medicamentos que imitan este péptido pueden ser útiles en el tratamiento de la diabetes. Abrev.: GLP-1.

perfil lipídico: análisis de sangre que mide el nivel de colesterol total, triglicéridos, colesterol de baja densidad y colesterol de alta densidad. El perfil lipídico evalúa el riesgo de tener enfermedades cardiovasculares.

periodoncista: dentista especializado en el tratamiento de personas con enfermedades de las encías.

pie de Charcot: trastorno en que se dañan las articulaciones y huesos del pie, lo que produce el colapso del arco e hinchazón; lo causa el daño a los nervios.

pioglitazona: medicamento oral para el tratamiento de la diabetes tipo 2; parte de la clase de medicamentos llamados tiazolidinedionas. Marca: Actos.

pirámide de alimentos: símbolo que utilizaba anteriormente el Departamento de Agricultura de Estados Unidos para promover una alimentación balanceada y saludable. Se dividía en una pirámide personal con información sobre vegetales, frutas, leche, carnes y grasas. Ofrecía detalles de los porcentajes diarios de calorías, según contextura física, edad, sexo y nivel de actividad física. Este símbolo fue remplazado por MyPlate.

placa: depósitos endurecidos de colesterol que se forman en las paredes interiores de los vasos sanguíneos.

Plan 504: plan creado para satisfacer los requisitos de la ley federal que prohíbe la discriminación contra personas con discapacidades, la sección 504 de la Ley de Rehabilitación (Rehabilitation Act) de 1973. La sección 504 se aplica a todas las escuelas públicas y privadas que reciben fondos federales. Los Planes 504 son un acuerdo que asegura que el estudiante tenga el mismo acceso a la educación que los demás niños. Se usa para asegurar que el alumno, los padres o apoderados y el personal de la escuela comprendan sus responsabilidades y se preparen para posibles situaciones problemáticas.

plan alimentario: guía para comer saludablemente para personas con diabetes que les informa a los pacientes sobre lo que deben comer, en qué cantidad y cuándo; por lo general se crea con la ayuda de un nutricionista.

plan alimentario DASH: plan alimentario basado en el estudio DASH (Dietary Approaches to Stop Hypertension), que se recomienda para personas con presión alta. Este plan alimentario se centra en limitar el consumo de grasa saturada y colesterol, y a la vez aumentar el consumo de alimentos ricos en nutrientes que se anticipa que bajen la presión, como minerales (p. ej., potasio, calcio y magnesio), proteínas y fibra.

plan de control médico de la diabetes (Diabetes Medical Management Plan): plan individualizado de atención para que se use en la escuela. El plan es para niños y jóvenes, lo crea el proveedor de atención médica para la diabetes, y los padres o apoderados tienen la responsabilidad de proporcionar el plan a la escuela del niño. Cada plan es distinto, porque hay diferentes maneras de tratar o controlar el nivel de glucosa, y cada persona necesita un nivel distinto de apoyo.

plasma: líquido amarillo de la sangre que contiene agua, proteínas, electrolitos, azúcares (p. ej., glucosa), lípidos, desechos metabólicos (p. ej., úrea), aminoácidos, hormonas y vitaminas. Sinónimo: plasma sanguíneo.

podiatría: atención y tratamiento de los pies.

podólogo: profesional médico dedicado al tratamiento de personas que tienen problemas de los pies; también ayuda a las personas a mantener los pies saludables al examinárselos con frecuencia y brindarles tratamiento.

podómetro: dispositivo portátil que cuenta cada paso que da la persona; algunos son electrónicos y pueden medir la distancia recorrida; con frecuencia se usan para evaluar la cantidad de actividad física que hace la persona en un día promedio.

PointsPlus: sistema de puntos con marca registrada de Weight Watchers, creado en 2011.

Es la más reciente versión de su programa de planificación de comidas para perder peso. Una gran diferencia es que las frutas no tienen puntos, con lo que se pretende alentar a las personas a comer más fruta. El cálculo de los puntos refleja la cantidad de energía usada para digerir los alimentos; el cuerpo debe hacer más esfuerzo para procesar proteína y fibra que grasa y carbohidratos.

polialcohol: Sinónimo: alcohol de azúcar.

polidipsia: sed excesiva; puede ser síntoma de diabetes no controlada.

polifagia: hambre excesiva; puede ser síntoma de diabetes no controlada.

polineuropatía distal simétrica: Sinónimo: neuropatía periférica.

polipéptido: cadena de aminoácidos que consta de hasta 50 aminoácidos y es creada por los sistemas vivos.

polipéptido inhibidor gástrico: incretina que estimula la secreción de insulina. También se denomina péptido insulinotrópico dependiente de glucosa. Abrev.: GIP.

poliuria: orinar excesivamente; puede ser síntoma de diabetes no controlada.

posprandial: después de comer. Se alcanza el nivel posprandial de glucosa en la sangre 1–2 horas después de comer.

pramlintida: medicamento inyectable para el tratamiento de la diabetes; es un tipo sintético de la hormona amilina. Se ha probado que las inyecciones de pramlintida con las comidas mejoran un poco el nivel de A1C sin engordar ni causar más hipoglucemia, e incluso pueden causar cierta pérdida de peso. El principal efecto secundario son las náuseas, que tienden a mejorar con el tiempo y a medida que cada paciente determina cuál es su dosis óptima. Marca: Symlin.

prediabetes: trastorno en que el nivel de glucosa en la sangre es más alto de lo normal pero no suficientemente alto para un diagnóstico de diabetes. Las personas con prediabetes tienen mayor riesgo de tener diabetes tipo 2, enfermedades del corazón y derrames. Los subtipos se llaman intolerancia a la glucosa y alteración de la glucosa en ayunas.

preeclampsia: afección grave en que las embarazadas tienen la presión alta, comienzan a hincharse debido a la retención de líquidos y les da proteinuria; más común en mujeres con diabetes. Sinónimo: toxemia.

preprandial: antes de una comida.

presión alta: Sinónimo: hipertensión.

presión arterial: la fuerza que la sangre ejerce en las paredes interiores de los vasos sanguíneos. Se expresa como una relación (p. ej., 120/80 mmHg, se lee como "120 sobre 80") en milímetros de mercurio. El primer número es la presión sistólica —la presión cuando el corazón bombea sangre en las arterias— y el segundo número es la presión diastólica —la presión cuando el corazón se relaja entre contracciones.

prevalencia: número de personas en cierto grupo o población que se reporta que tienen una enfermedad.

Principio F.I.T.T.: pauta que tiene como propósito ayudar a las personas a crear y seguir un plan de ejercicio saludable y seguro; las siglas de frecuencia, intensidad, tiempo y tipo. La frecuencia se refiere a cada cuánto tiempo la persona hace ejercicio por semana. La intensidad se refiere al nivel de esfuerzo que se hace durante el ejercicio. El tiempo se refiere a la cantidad de tiempo que el ejercicio se realiza al nivel objetivo de intensidad. El tipo se refiere a la clase de ejercicio que se hace, ya sea, aeróbico, de fortalecimiento o de flexibilidad, y fomenta la variación en la rutina de ejercicio, que reduce el riesgo de lesión.

productos de glucación avanzada: producto creado en el organismo cuando la glucosa se une a la proteína; desempeña un papel en el daño de los vasos sanguíneos, que puede producir complicaciones de la diabetes. Abrev.: AGE.

progesterona: hormona femenina que ayuda a preparar el útero (vientre) para recibir y dar sustento a un óvulo fecundado; durante el ciclo menstrual en algunas mujeres, la progesterona puede hacer que fluctúe el nivel de glucosa en la sangre.

programa de prevención de la diabetes (Diabetes Prevention Program): estudio por el Instituto Nacional de Diabetes y Enfermedades Digestivas y Renales (National Institute of

Diabetes and Digestive and Kidney Diseases) realizado de 1998 a 2001 en personas con alto riesgo de tener diabetes tipo 2. Todos los participantes en el estudio tenían intolerancia a la glucosa (también llamado prediabetes) y tenían sobrepeso. El estudio demostró que las personas que perdieron 5–7% de su peso con una dieta de poca grasa y calorías, y ejercicio moderado (por lo general, caminar 30 minutos diarios, cinco días por semana) redujeron su riesgo de tener diabetes tipo 2 en 58%. Los participantes que recibieron tratamiento con metformina redujeron en 31% el riesgo de tener diabetes tipo 2. Abrev.: DPP.

Programa Individualizado de Educación: conforme a la Ley sobre la Educación de Personas con Discapacidades (Individuals with Disabilities in Education Act), un plan de control de la diabetes creado conjuntamente por el personal escolar y los padres del niño con diabetes. A menudo se crea en base al Plan de Control Médico de la Diabetes del niño. El plan de educación describe los pasos para asegurar que el alumno tenga las mismas oportunidades de participar en todas las actividades académicas y auspiciadas por la escuela a la vez que se preserva la salud del alumno; con frecuencia, este programa es más específico que un Plan 504 con respecto a las necesidades académicas del estudiante. Cada distrito escolar tiene requisitos adicionales o distintos para la administración de estos planes. Abrev.: IEP.

Programa Nacional de Prevención de la Diabetes (National Diabetes Prevention Program o National DPP): programa del Centro de Control y Prevención de Enfermedades (Centers for Disease Control and Prevention) que ayuda a las personas a retrasar o impedir que se presente la diabetes tipo 2 al iniciar un programa de cambios en el estilo de vida que consiste en comer sano y hacer ejercicio. Es una colaboración singular entre profesionales médicos, agencias federales, empleadores, aseguradoras y catedráticos para aportar soluciones.

programa reconocido de instrucción sobre la diabetes (Recognized Diabetes Education Program): programa de instrucción sobre el control propio de la diabetes que cumple con los Estándares Nacionales para la Instrucción sobre el Control Propio de la Diabetes (National Standards for Diabetes Self-Management

Education) de la Asociación Americana de la Diabetes.

proinsulina: sustancia producida por las células beta que se divide en varios productos, uno de ellos insulina.

promedio aproximado de glucosa: valor numérico calculado en base a la A1C que indica el nivel promedio de glucosa en la sangre de una persona durante un periodo de 2–3 meses; se expresa en las mismas unidades que el nivel de glucosa en la sangre en tiempo real que se toma con un medidor de glucosa, esto es, miligramos por decilitro (mg/dL). El promedio aproximado de glucosa se creó para darles a las personas con diabetes información más útil que la A1C, que se expresa en porcentajes en Estados Unidos y mmol/mol en algunos países. Abrev.: eAG.

proteína: **1.** uno de los principales nutrientes en los alimentos. Los alimentos que aportan proteína incluyen carne, aves de corral, pescado, productos lácteos, huevos y menestras. **2.** cadenas de aminoácidos producidos por el organismo para formar la estructura celular, producir hormonas como la insulina y otras funciones diversas.

proteína C reactiva: proteína que se encuentra en la sangre y es indicio de inflamación; su presencia indica un nivel mayor de inflamación en el organismo. Abrev.: CRP.

proteinuria: presencia de proteína en la orina, lo que indica que los riñones no están funcionando debidamente.

protésico: persona dedicada al arte y la ciencia de las prótesis; alguien que diseña y ajusta extremidades artificiales.

prótesis: sustituto fabricado para una extremidad faltante como un brazo o una pierna.

protocolo de Edmonton: método de trasplante de islotes realizado inicialmente por los doctores James Shapiro, Jonathan Lakey y Edmond Ryan del Hospital de la Universidad de Alberta en los años noventa.

prueba aleatoria de glucosa en plasma: análisis de sangre a cualquier hora del día, independientemente de si el sujeto está en ayunas, para determinar el nivel de glucosa en la sangre; si el nivel de glucosa en la sangre es anormal, es posible que se use un análisis de plasma en ayunas o A1C para diagnosticar la diabetes. Sinónimo: examen casual de la glucosa en plasma.

Prueba Clínica de Control de la Diabetes y Complicaciones (Diabetes Control and Complications Trial): estudio del Instituto Nacional de Diabetes y Enfermedades Digestivas y Renales (National Institute of Diabetes and Digestive and Kidney Diseases), realizado de 1983 a 1993 en personas con diabetes tipo 1. El estudio demostró que, en comparación con la terapia convencional, la terapia intensiva ayuda mucho más a prevenir o retrasar las complicaciones de la diabetes. La terapia intensiva incluyó múltiples inyecciones diarias de insulina o el uso de una bomba de insulina con múltiples pruebas diarias de glucosa en la sangre. El estudio se centró en la incidencia (número de casos) y la prevalencia (proporción con respecto al total de participantes en el estudio) de complicaciones, entre ellas retinopatía diabética, neuropatía y nefropatía. Abrev.: DCCT.

prueba de fructosamina: análisis que mide el número de moléculas de glucosa en la sangre vinculadas con moléculas de proteína en la sangre; ofrece información sobre el nivel promedio de glucosa en la sangre durante las últimas 2–3 semanas; con frecuencia se usa con pacientes que no se pueden hacer la prueba de A1C; p. ej., una persona con anemia.

prueba de glucosa plasmática en ayunas: análisis que mide el nivel de glucosa en la sangre de una persona después de que esta no ha comido durante 8–12 horas (por lo general durante la noche); se usa para diagnosticar la prediabetes y diabetes, y para monitorizar el nivel de glucosa en la sangre en personas con diabetes. Si el nivel de glucosa en la sangre está por encima de lo normal pero no es suficientemente alto como para un diagnóstico de diabetes, se denomina alteración de la glucosa en ayunas. Sinónimo: examen de glucemia en ayunas. Abrev.: FPG.

prueba de hemoglobina glucosilada: prueba para determinar el nivel promedio de glucosa en la sangre de una persona durante los últimos 2–3 meses, generalmente indicada como porcentaje. La prueba, conocida por las siglas A1C, mide la cantidad de hemoglobina glucosilada (también conocida como hemoglobina A1C o HbA_{1c}) en la sangre. Con frecuencia se reporta conjuntamente con el promedio aproximado de glucosa (estimated average glucose o eAG). Abrev.: A1C.

prueba de tolerancia de la glucosa: prueba utilizada para determinar si una persona tiene un nivel anormal de glucosa en la sangre, lo que incluye la diabetes. Por lo general, tras cierto periodo en ayunas, se le da a la persona una bebida con glucosa, y luego se mide el nivel de glucosa en la sangre en diferentes momentos. Abrev.: GTT. Sinónimo: prueba oral de tolerancia de la glucosa (Oral Glucose Tolerance Test u OGTT).

pulso: 1. latidos del corazón que se sienten en las arterias; por lo general se sienten en el cuello o la muñeca. **2.** número de veces que el corazón late en 1 minuto. Sinónimo: frecuencia cardiaca.

R

ración recomendada (Recommended Dietary Allowance): uno de los cuatro valores de referencia del Consumo Alimentario de Referencia (Dietary Reference Intake); el nivel promedio de consumo diario que basta para cumplir con los requisitos nutricionales de casi todas las personas saludables de cierta edad y género en particular. Abrev.: RDA.

radical libre: átomo o molécula químicamente reactiva que se presenta de manera natural con un electrón libre o sin pareja que es esencial en muchos procesos biológicos; su alta reactividad puede causar daño a las células, lo que incluye apoptosis; puede estar vinculado a un conjunto de enfermedades, incluidas aterosclerosis, cáncer, enfermedades cardiovasculares y enfisema.

reacción a la insulina: respuesta del cuerpo a un bajo nivel de glucosa en la sangre. Sinónimo: hipoglucemia.

reajustes a la dosis de insulina: proceso de cambiar la cantidad de insulina que toman las personas con diabetes en base a factores como planificación de comidas, actividad física y nivel de glucosa en la sangre.

receptor: molécula en la superficie de la célula que se une a una sustancia específica y causa un cambio en la manera que la célula funciona.

receptor de insulina: área de la parte exterior de las células que permite que las células se adhieran a insulina de la sangre. Cuando la célula y la insulina se adhieren, la célula puede aprovechar la glucosa de la sangre y usarla o almacenarla como fuente de energía.

recipiente de agujas: recipiente en que se descartan las agujas y jeringas usadas; con frecuencia está hecho de plástico duro para que las agujas no se salgan.

regla de 15 gramos/15 minutos: método para tratar la hipoglucemia; cuando el nivel de glucosa en la sangre está bajo, el paciente consume 15 gramos de alguna fuente de carbohidratos (como una tableta de glucosa, 1/2 taza de jugo o 1 taza de leche descremada), espera 15 minutos y luego vuelve a medirse el nivel de glucosa. Si este sigue bajo, el paciente repite el proceso hasta que el nivel es óptimo. Sinónimo: Regla de 15.

regla de 1,500: referencia usada por los profesionales de servicios médicos para calcular en qué medida una unidad de insulina regular (de acción a corto plazo) reduce el nivel de glucosa en la sangre. Se calcula de la siguiente manera: dividir 1,500 por la dosis diaria total de insulina en unidades. El resultado es la cantidad aproximada en que una unidad de insulina regular reducirá el nivel de glucosa en la sangre.

regla de 1,800: referencia utilizada por profesionales de servicios médicos para calcular en qué medida una unidad de análogo de insulina de acción rápida (como lispro, aspart o glulisina) reducirá el nivel de glucosa en la sangre. Se calcula de la siguiente manera: dividir 1,800 por la dosis total diaria de insulina en unidades. El resultado es la cantidad aproximada en que una unidad de insulina reducirá el nivel de glucosa en la sangre.

relación insulina-carbohidratos: ecuación para determinar cuántas unidades de insulina de bolo necesita una persona con diabetes para compensar por el efecto de los carbohidratos en el nivel de glucosa en la sangre.

renal: relacionado a los riñones.

repaglinida: medicamento oral usado en el tratamiento de la diabetes tipo 2 y que pertenece a un tipo de medicamentos llamados meglitinidas. Marca: Prandin.

requisito promedio aproximado (Estimated Average Requirement): uno de los cuatro valores de referencia del Consumo Alimentario de Referencia; calcula la cantidad necesaria de un nutriente para satisfacer el requisito de la mitad de las personas saludables de cierta edad y del mismo género; se usa para evaluar si la alimentación es adecuada y como base para la ración recomendada (Recommended Dietary Allowance). Abrev.: EAR.

resistencia a la insulina: trastorno caracterizado por la incapacidad del cuerpo de responder adecuadamente a la insulina y usarla, lo que significa que la insulina no puede surtir el debido efecto, y se necesita un nivel más alto de insulina para lograr los mismos efectos. Esto puede resultar en un alto nivel de glucosa en la sangre y un alto nivel de insulina en la sangre. Si se permite que empeore, se puede presentar la prediabetes y diabetes tipo 2. La resistencia a la insulina se presenta en personas que tienen antecedentes familiares de ella, personas con sobrepeso y personas que llevan una vida sedentaria.

respiración de Kussmaul: respiración rápida, profunda y laboriosa de las personas con cetoacidosis diabética.

retina: capa sensible a la luz del tejido que recubre la parte posterior de los ojos.

retinopatía: daño a los vasos capilares de los ojos, que puede producir problemas de visión; entre los diferentes tipos están retinopatía de fondo y retinopatía proliferativa.

retinopatía diabética: daño a los pequeños vasos sanguíneos en la retina que se presenta como complicación de la diabetes. Sin tratamiento, se puede perder la vista.

retinopatía diabética temprana: tipo de daño a la retina o fondo del ojo caracterizado por dilatación anormal de los vasos sanguíneos y pequeñas hemorragias; usualmente no produce síntomas; es la etapa inicial de la retinopatía diabética. También se denomina retinopatía no proliferativa.

retinopatía no proliferativa: Sinónimo: retinopatía diabética de fondo.

retinopatía proliferativa: trastorno en que crecen vasos sanguíneos nuevos y frágiles en la retina, lo que puede hacer que se derrame sangre en el líquido trasparente dentro del ojo y también puede hacer que la retina se desprenda; a veces produce pérdida de la visión (ceguera).

riñones: dos órganos en forma de frijol ubicados en el abdomen cerca de la parte baja de la columna, que filtran las toxinas de la sangre y las eliminan del cuerpo a manera de orina.

rosiglitazona: medicamento oral usado en el tratamiento de diabetes tipo 2 y que pertenece al tipo de medicamentos llamados tiazolidinedionas. Marca: Avandia.

rotación del punto de inyección: sistema que alterna dónde se ponen las inyecciones entre diferentes puntos del cuerpo; evita que se forme lipodistrofia.

S

sacarina: endulzante artificial sin calorías ni valor nutricional. Marca: Sweet'N Low, Sugar Twin, Necta Sweet.

saxagliptina: agente hipoglucémico oral que se usa en el tratamiento de diabetes tipo 2 y pertenece al tipo de medicamentos llamados inhibidores de dipeptidil peptidasa 4. Marca: Onglyza.

seguro grupal: póliza de seguro médico emitida por un empleador en que se cubre a grupos de empleados (y a veces dependientes) bajo una sola póliza o contrato.

sicólogo: profesional médico dedicado al tratamiento de personas por medio de terapia con el propósito de ayudar a superar reacciones emocionales o sicológicas a las lesiones, enfermedades u otras experiencias; no puede recetar medicamentos.

síndrome de Cushing: trastorno hormonal causado por exposición excesiva de los tejidos del cuerpo a la hormona cortisol y caracterizado por la acumulación de grasa en el abdomen y la parte alta de la espalda, pérdida de masa muscular, tendencia a hematomas e hiperglucemia.

síndrome de ovario poliquístico: trastorno hormonal que afecta a las mujeres en edad reproductiva y puede causar infertilidad en ciertas pacientes; muchas pacientes con este trastorno también tienen resistencia a la insulina; los síntomas incluyen menstruación poco frecuente o ausente, acné, obesidad y crecimiento excesivo de vello. Abrev.: PCOS.

síndrome de resistencia a la insulina: Sinónimo: síndrome metabólico, síndrome X.

síndrome hiperglucémico hiperosmolar: afección que requiere atención urgente en la que el nivel de glucosa en la sangre es muy alto, pero no hay cetonas en la sangre u orina. Si no recibe tratamiento, puede producir un coma o muerte. Sinónimo: síndrome hiperglucémico hiperosmolar no cetósico (HHNS por su sigla en inglés). Abrev.: HHS.

síndrome metabólico: conjunto de diversos factores de riesgo que tienden a presentarse juntos en las personas (entre ellos obesidad, presión alta, niveles elevados de glucosa y colesterol de baja densidad en la sangre), y que puede resultar en enfermedades del corazón. No es necesariamente una enfermedad que se diagnostica, sino una herramienta para calcular el riesgo de que surja una enfermedad del corazón. El síndrome metabólico ha sido motivo de debate entre científicos, con respecto a su utilidad como entidad clínica diagnosticable y criterios para el diagnóstico.

síndrome X: en desuso; Sinónimo: síndrome metabólico.

siquiatra: médico especializado en la evaluación, el diagnóstico y el tratamiento de trastornos mentales; puede recetar medicamentos.

sistema inmunitario: sistema que usa el organismo para protegerse de virus y bacterias u otras sustancias extrañas.

sitagliptina: agente hipoglucémico oral usado en el tratamiento de diabetes tipo 2 y pertenece a un tipo de medicamentos llamados inhibidores de dipeptidil peptidasa 4. Marca: Januvia.

sitio de la inyección: el punto del cuerpo donde usualmente se inyecta el medicamento (p. ej., insulina).

sobrepeso: peso superior al normal, sin llegar a ser obesidad; se define como índice de masa corporal de 25–29.9 kg/m^2.

sodio: mineral y nutriente alimentario que ayuda a mantener el equilibrio del agua en las células y hace que los nervios sigan funcionando. La mayoría del sodio excesivo en la alimentación proviene de la sal de mesa o la sal que se agrega a los alimentos procesados; en exceso, puede contribuir a la presión alta.

sorbitol: **1.** alcohol de azúcar (endulzante) con 2.6 calorías por gramo. **2.** sustancia producida por el cuerpo cuando el nivel de glucosa en la sangre es alto y que puede causar daño a los ojos y nervios.

subcutáneo: debajo de la piel. El líquido subcutáneo tiene un nivel de glucosa similar al de la sangre y es lo que analiza la medición continua de glucosa o CGM. La insulina y otros medicamentos se inyectan de manera subcutánea. Abrev.: SC.

sucralosa: endulzante artificial de pocas calorías y sin valor nutricional. Marca: Splenda.

sucrosa: azúcar simple que el cuerpo convierte en glucosa y fructosa; también conocida como azúcar de mesa o blanca. Se encuentra naturalmente en la caña de azúcar y betarraga o remolacha.

suero: líquido amarillento que se obtiene de la sangre coagulada. El suero es muy similar al plasma excepto que los factores de coagulación (proteínas que hacen que la sangre se coagule) se han eliminado con la formación de coágulos. También se denomina suero de sangre.

sulfonilurea: tipo de medicamento oral para la diabetes tipo 2 que reduce el nivel de glucosa en la sangre estimulando a las células beta para que produzcan más insulina. El efecto secundario más común de este tipo de medicamento es la hipoglucemia. Nombre genérico: glimepirida, glipizida, gliburida.

sustituto de azúcar: sustancia usada para endulzar los alimentos; se usa en vez de azúcar. Algunos sustitutos de azúcar tienen calorías y afectan el nivel de glucosa en la sangre, como la fructosa y los alcoholes de azúcar (p. ej., sorbitol y manitol). Otros tienen muy pocas calorías y no afectan el nivel de glucosa en la sangre, como los endulzantes con pocas calorías: sacarina, acesulfamo K, aspartame (NutraSweet), sucralosa (Splenda) y stevia (Truvia).

T

tableta de glucosa: tableta masticable hecha con glucosa pura; se utiliza para el tratamiento de la hipoglucemia.

tamaño de la porción: **1.** el tamaño de una porción de alimentos que se come de una sola vez;

en muchos casos, las personas comen comidas en que el tamaño de la porción es demasiado grande, lo que contribuye a que tengan sobrepeso u obesidad. **2.** lista en la etiqueta de Datos nutricionales que identifica la cantidad de cierto alimento que constituye una porción.

taquicardia: latir acelerado del corazón (por lo general más de 100 latidos por minuto) que usualmente aumenta debido al estrés o ejercicio, pero que también puede ser síntoma de problemas del corazón.

tasa basal: la secreción constante de pequeñas cantidades de insulina de acción rápida en la bomba de insulina.

tasa de excreción de albúmina: análisis de orina que mide la cantidad de albúmina en la orina para evaluar la salud de los riñones. Abrev.: AER.

tasa de filtración glomerular: prueba que mide la capacidad de los riñones de filtrar y eliminar sustancias de desecho.

tasa estimada de filtración glomerular: análisis que evalúa la función renal para detectar si hay daño en los riñones. Este análisis se basa en los resultados de un examen de creatinina, que es parte de los análisis rutinarios llamados pruebas metabólicas o bioquímicas. Abrev.: eGFR.

técnico ortopédico: especialista dedicado a las órtesis.

tejido adiposo: usualmente llamado grasa; tejido conectivo que almacena grasa como fuente de energía, amortiguación y protección contra temperaturas extremas. El tejido adiposo, particularmente en el abdomen, produce hormonas y sustancias que causan inflamación; estos factores pueden contribuir a la resistencia a la insulina y diabetes tipo 2. La reducción del peso corporal excesivo ayuda a la prevención de la diabetes tipo 2.

telemedicina: uso de tecnología de telecomunicaciones (como teléfono, videoconferencias e Internet) para brindar atención médica a distancia, particularmente diagnósticos médicos, atención a pacientes y consultas; particularmente útil en zonas rurales, donde es posible que no haya acceso fácil o cercano a ciertos tipos de atención avanzada. Sinónimo: telesalud (ver nota sobre Uso).

telesalud: Sinónimo: telemedicina. [Uso: Este término por lo general es sinónimo de telemedicina. Sin embargo, algunas personas prefieren definir telesalud como un sistema extenso de atención médica que usa tecnología de telecomunicación, lo que incluye servicios administrativos, preventivos y de diagnóstico, mientras que la telemedicina solo se centra en el tratamiento.]

terapia combinada: uso de diferentes medicamentos a la vez, como p. ej., múltiples medicamentos orales o uno o más medicamentos orales e insulina, para controlar el nivel de glucosa en la sangre en personas con diabetes tipo 2.

terapia de aspirina: tipo de tratamiento preventivo en el que se receta una dosis baja de aspirina (75–162 mg) todos los días para reducir el riesgo de ataques al corazón, una complicación frecuente en personas con diabetes.

terapia de la conducta: tipo de tratamiento que busca modificar una conducta específica, junto con las ideas y emociones asociadas a dicha conducta; a menudo se usa para cambiar hábitos de alimentación a fin de fomentar la pérdida de peso.

terapia génica: método de tratamiento de las enfermedades en que se cambian o modifican los genes que causan la enfermedad.

terapia intensiva: término que se usa con mucha frecuencia en estudios clínicos. La terapia intensiva es un tratamiento riguroso de la diabetes que se centra en hacer que el nivel de glucosa en la sangre se aproxime lo más posible al nivel normal con inyecciones frecuentes de insulina o uso de una bomba de insulina, junto con planificación de comidas y ejercicio. Actualmente es el tratamiento estándar para la diabetes tipo 1.

terapia médica de nutrición: estrategia amplia para incorporar alimentación sana al estilo de vida de la persona a fin de mejorar sus resultados médicos; por lo general incluye la creación de un plan alimentario, instrucción sobre la selección de alimentos saludables y la recomendación de hacer actividad física. Es un aspecto importante del proceso de prevenir la diabetes, controlar casos de diabetes y prevenir complicaciones de la diabetes. Abrev.: MNT.

terapia nutricional: ver terapia médica de nutrición.

testosterona: principal hormona masculina que secretan las glándulas suprarrenales y los testículos; promueve el desarrollo de rasgos masculinos, pero también está presente en cantidades menores en la mujer.

tiazolidinediona: tipo de medicamento oral para la diabetes tipo 2 que hace que las células sean más sensibles a la insulina que lleva glucosa de la sangre a las células para que se use como fuente de energía. Nombre genérico: pioglitazona, rosiglitazona.

trasplante de células de islotes: procedimiento en que se aíslan y trasplantan las células de los islotes pancreáticos del páncreas de un donante a una persona cuyo páncreas ha dejado de producir insulina. Si es exitoso, esto permite que la persona a la que se trasplantan islotes vuelva a producir insulina; se pretende que cure la diabetes tipo 1. Aún es un procedimiento experimental que requiere el uso de inmunosupresores para impedir que el sistema inmunitario rechace los islotes del donante. Otra dificultad es la cantidad limitada de donantes, lo que significa que no hay suficientes islotes de donantes potenciales. A veces se denomina protocolo de Edmonton, uno de los métodos para realizar este procedimiento.

trasplante de páncreas: procedimiento quirúrgico en que se toma un páncreas saludable, ya sea entero o parcial (que aún produce insulina) de un donante y se coloca en una persona con diabetes, generalmente de tipo 1. A veces el procedimiento incluye el trasplante de riñón al mismo tiempo, lo que se denomina trasplante simultáneo de riñón y páncreas.

trasplante simultáneo de riñón y páncreas: procedimiento quirúrgico en que todo o parte de un páncreas (que todavía produce insulina) y un riñón que funciona se toman de un donante y se colocan en una persona con enfermedad renal terminal y diabetes tipo 1. Abrev.: SKP.

trastorno alimentario: síndrome en que la persona come de manera que altera la salud física, mental y sicológica; puede producir un nivel imprevisto de glucosa en la sangre y complicaciones de la diabetes. Ej.: anorexia nerviosa y bulimia.

tratamiento con cirugía láser: tipo de tratamiento en el que se usa láser (fuerte rayo de luz) en el tratamiento de un área dañada; en personas con diabetes, se usa con frecuencia para cauterizar vasos sanguíneos dañados en la retina a fin de evitar que se pierda la vista. Sinónimo: fotocoagulación.

tratamiento convencional: término usado en pruebas clínicas en que un grupo recibe tratamiento para la diabetes que mantiene la A1C y el nivel de glucosa en la sangre según lo indican las actuales directrices de la medicina. El objetivo no es mantener el nivel de glucosa lo más cercano posible al normal, como se hace con el tratamiento intensivo. El tratamiento convencional incluye el uso de medicamentos, planificación de alimentación y ejercicio, además de consultas médicas frecuentes.

tratamiento preventivo: tratamiento o terapia que tiene como propósito preservar la salud y prevenir que se presenten enfermedades o complicaciones.

triglicérido: tipo de grasa que se almacena en el cuerpo; circula en la sangre y se mide como parte del perfil de lípidos; el nivel en la sangre puede ser alto con diabetes tipo 2.

U

úlcera: llaga abierta en el tejido. Ej.: úlcera estomacal, úlcera en el pie.

unidad de insulina: medida básica de los efectos biológicos de una cantidad estándar de insulina; equivalente a 45.5 microgramos de insulina pura y cristalizada; a veces se presenta como 1 unidad internacional, 1 IU, o 1 UI. La insulina se dosifica en unidades. La mayoría de los preparados de insulina son de U100, lo que significa que hay 100 unidades de insulina por mililitro de solución.

úrea: desecho que se encuentra en la sangre y que es resultado del procesamiento normal de la proteína por el hígado; normalmente los riñones la eliminan de la sangre y luego se excreta en la orina.

uremia: enfermedad relacionada con la acumulación de úrea en la sangre porque los riñones no están funcionando eficazmente; indicio de insuficiencia renal; los síntomas pueden incluir náuseas, vómitos, pérdida del apetito, debilidad y confusión.

urólogo: médico dedicado al tratamiento de personas que tienen problemas de las vías urinarias; también atiende a varones con problemas de los órganos genitales, como disfunción eréctil.

V

vacunación: proceso de inmunización que tiene como propósito crear resistencia a una enfermedad específica; se realiza al administrar una forma debilitada o inactiva de una enfermedad para provocar una respuesta inmunitaria a fin de generar una defensa de características más severas que la enfermedad. Este procedimiento surte efecto porque el sistema inmunitario humano puede desarrollar la capacidad de responder rápidamente a enfermedades después de haber estado expuesto a estas.

vardenafil: medicamento usado en el tratamiento de la disfunción eréctil. Marca: Levitra.

vascular: relacionado con los vasos sanguíneos del cuerpo.

vaso sanguíneo: cualquiera de los muchos tubos que trasportan sangre a todas las partes del cuerpo, como arterias, venas y vasos capilares.

vasos capilares: los vasos sanguíneos más delgados. El oxígeno y la glucosa se filtran por las paredes de los vasos capilares e ingresan a las células del cuerpo; y los desechos, como el anhídrido carbónico, salen de las células, pasan por las paredes de los vasos capilares e ingresan a la sangre.

vejiga neurógena: estado en que la vejiga (el órgano que contiene la orina) funciona indebidamente debido al daño causado por la diabetes, derrame, lesión u otros trastornos; las personas con esta afección pueden tener incontinencia urinaria dificultad para orinar e infecciones urinarias.

vena: vaso sanguíneo que trasporta la sangre al corazón.

vildagliptina: agente hipoglucémico oral que se usa en el tratamiento de la diabetes tipo 2 y pertenece al tipo de medicamentos llamados inhibidores de dipeptidil peptidasa. Marca: Galvus.

virus: organismo muy pequeño que se multiplica dentro de las células y causa enfermedades.

virus de Coxsackie: cualquiera de los tipos de virus relacionados con el que causa polio. El virus Coxsackie B4 tiene una pequeña región de proteína que es casi idéntica a una región de la molécula del ácido glutámico decarboxilasa y por lo tanto se sospecha que está vinculado a la respuesta autoinmune en la diabetes tipo 1.

vitamina: sustancia orgánica que requieren los organismos vivos en cantidades muy pequeñas para la buena salud; normalmente, los seres humanos no pueden crear por sí mismos las vitaminas y en vez, deben obtenerlas de la alimentación, ya sea en los alimentos o suplementos nutricionales (p. ej., pastillas).

vitrectomía: procedimiento quirúrgico para la retinopatía avanzada en que el humor vítreo nublado y con cicatrices se extrae del ojo y se remplaza por una solución salina para restaurar la visión.

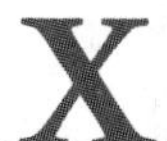

xilitol: alcohol de azúcar a base de carbohidratos que se encuentra en las plantas y se usa como sustituto de azúcar; aporta calorías; se agrega a algunas mentas y goma de mascar.

LISTA DE SIGLAS COMUNES EN INGLÉS

ACE	angiotensin-converting enzyme	enzima conversora de angiotensina
AER	albumin excretion rate	tasa de excreción de albúmina
AGE	advanced glycation end product	productos de glucación avanzada
AI	Adequate Intake	consumo adecuado
ARB	angiotensin receptor blocker	bloqueador de receptores de angiotensina
BG	blood glucose	glucosa en la sangre
BMI	body mass index	índice de masa corporal:
BP	blood pressure	presión arterial
BUN	blood urea nitrogen	nitrógeno ureico en sangre
CABG	coronary artery bypass graft	injerto de derivación arterial coronaria
CAD	coronary artery disease	coronariopatía
CAM	complementary and alternative medicine	medicina complementaria y alternativa
CBGM	capillary blood glucose monitoring	monitorización de glucosa capilar
CCB	calcium channel blocker	bloqueador de canales de calcio
CDE	certified diabetes educator	instructor diplomado de diabetes

CFRD	cystic fibrosis-related diabetes	diabetes relacionada con la fibrosis quística
CGM	continuous glucose monitor	monitor continuo de glucosa
CHD	coronary heart disease	enfermedad coronaria
CHF	congestive heart failure	insuficiencia cardiaca
CHO	carbohydrate	carbohidrato
COBRA	Consolidated Omnibus Budget Reconciliation Act	Ley General Consolidada de Conciliación Presupuestaria
COPD	chronic obstructive pulmonary disease	enfermedad pulmonar obstructiva crónica
CRP	C-reactive protein	proteína C reactiva
CSII	continuous subcutaneous insulin infusion	infusión subcutánea continua de insulina
CVA	cerebrovascular accident	accidente cerebrovascular
CVD	cardiovascular disease	enfermedad cardiovascular
DASH	Dietary Approaches to Stop Hypertension	Estrategias alimentarias para detener la hipertensión
DCCT	Diabetes Control and Complications Trial	Prueba Clínica de Control de la Diabetes y Complicaciones
DKA	diabetic ketoacidosis	cetoacidosis diabética
DME company	Durable Medical Equipment company	compañía de equipo médico duradero
DN	diabetic neuropathy	neuropatía diabética

DNA	deoxyribonucleic acid	ácido desoxirribonucleico
DPP	Diabetes Prevention Program	Programa de prevención de la diabetes
DPP-4 o -IV	dipeptidyl peptidase-4	dipeptidil peptidasa 4
DRI	Dietary Reference Intake	Consumo Alimentario de Referencia
eAG	estimated average glucose	promedio aproximado de glucosa
EAR	Estimated Average Requirement	requisito promedio aproximado
ED	erectile dysfunction	disfunción eréctil
eGFR	estimated glomerular filtration rate	tasa estimada de filtración glomerular
EPO	exclusive provider organization	organización con proveedor exclusivo
ESRD	end-stage renal disease	enfermedad renal terminal
FDA	U.S. Food and Drug Administration	Dirección de Alimentos y Medicamentos de Estados Unidos
FPG	fasting plasma glucose test	prueba de glucosa plasmática en ayunas
GAD	glutamic acid decarboxylase	ácido glutámico decarboxilasa
GAD anti-body	glutamic acid decarboxylase antibody	anticuerpo de ácido glutámico decarboxilasa
GDM	gestational diabetes mellitus	diabetes mellitus gestacional

GHb	glycated hemoglobin	hemoglobina glucosilada
GIP	gastric inhibitory polypeptide	polipéptido inhibidor gástrico
GIP	glucose-dependent insulinotropic peptide	péptido insulinotrópico dependiente de glucosa
GLP-1	glucagon-like peptide-1	péptido tipo 1 análogo al glucagón
GTT	glucose tolerance test	prueba de tolerancia de la glucosa
HbA_{1c}	glycated hemoglobin	hemoglobina glucosilada
HDL cholesterol	high-density lipoprotein cholesterol	colesterol de alta densidad
HHNS	hyperosmolar hyperglycemic nonketotic syndrome	síndrome hiperglucémico hiperosmolar no cetósico
HHS	hyperosmolar hyperglycemic syndrome	síndrome hiperglucémico hiperosmolar
HIPAA	Health Insurance Portability and Accountability Act	Ley de Traslado y Responsabilidad del Seguro Médico
HLA	human leukocyte antigen	antígeno leucocitario humano
HMO	health maintenance organization	organización para el mantenimiento de salud
HTN	Hypertension	hipertensión
IAA	insulin autoantibody	anticuerpo antiinsulina
ICA	islet cell autoantibody	anticuerpo anticélulas de los islotes

IDDM	insulin-dependent diabetes mellitus	diabetes mellitus dependiente de insulina
IDEA	Individuals with Disabilities Education Act	Ley sobre la Educación de Personas con Discapacidades
IEP	Individualized Education Program	Programa Individualizado de Educación
IFG	impaired fasting glucose	alteración de la glucosa en ayunas
IGT	impaired glucose tolerance	alteración de la tolerancia a la glucosa
IV	intravenous	intravenoso
LADA	latent autoimmune diabetes in adults	diabetes autoinmune latente del adulto
LDL cholesterol	low-density lipoprotein cholesterol	colesterol de baja densidad
LJM	limited joint mobility	limitación de la movilidad articular
LPN	licensed practical nurse	enfermero práctico diplomado
LVN	licensed vocational nurse	enfermero vocacional diplomado
mg/dL	milligrams per deciliter	mg/dL
mmol/L	millimoles per liter	mmol/L
MNT	medical nutrition therapy	terapia médica de nutrición
MODY	maturity-onset diabetes of the young	diabetes tipo MODY o de la madurez en jóvenes